*Le cancer
n'est pas une mauvaise grippe*

-

Un couple témoigne à deux voix

Catherine Nusbaum Topp
Andreas Topp

Ecrit entre Paris et la Forêt Noire
Juillet 2009 à avril 2012

A Didier, mon jeune cousin, dont la mort m'interrogea en premier sur le sens de la vie. A Luc, l'oncle des moments magiques de mon enfance. A Nicole, ma compagne de lutte contre le cancer. A Sarah et Guillemette, mes amies et sœurs de cœur. A Agnès, mon amie de lycée et Jehanne, ma collègue, qui partirent à petit pas. A Berthe, ma cousine au si grand courage. A leur leçon de vie !

A celles et ceux qui sont en train de se battre.

A la Vie !

© 2012 Catherine Nusbaum-Topp &Andreas Topp

Ici, nous racontons l'histoire telle qu'elle est restée en nous – ce n'est pas forcément La vérité, mais c'est ainsi que nous l'avons ressentie, vécue et mémorisée.

Andreas

Si nous heurtons la susceptibilité de quelques personnes qui pourraient se reconnaître dans ce livre :

Vous n'avez pas fait exprès…
et nous non plus...
Andreas

Ce dont nous témoignons ici, c'est de notre réalité subjective mais pouvons-nous jamais témoigner d'autre chose ?

Catherine

Preface

Faire son test de dépistage ou de diagnostic du cancer, apprendre que l'on en a un, se faire opérer de ce qui est devenu « son cancer », avoir à l'annoncer à ses proches, à ses voisins, à ses collègues, voir l'oncologue pour les traitements complémentaires, aller à ses séances, gérer le temps, la fatigue, l'espoir et la peur, être finalement en convalescence, puis avoir *eu* un cancer, se faire suivre…

Ces mots et les réalités qu'ils recouvrent sont devenus presque ordinaires, et le gynécologue que je suis les conjugue plusieurs fois par semaine, parfois plusieurs fois par jour.

Mais la réalité de l'incroyable tempête que doivent affronter et traverser mes patientes, je n'en ai que l'écho, parfois bouleversant de proximité, parfois lointain…

Catherine Nusbaum-Topp restitue toutes les phases de ces combats, sans compromis, avec dignité et élégance, avec une précision épurée mais exigeante.

Un livre indispensable pour mieux comprendre ce que veut dire « avoir un cancer » et comment il est peut-être possible d'en faire, aussi, une aventure humaine.

Dr. Jean-Sylvain Pagès
Membre de l'Institut Arthur Vernes

Preambule

Un cancer est-il jamais derrière soi ? Laisser venir les émotions, ouvrir la porte aux ressentis, pour aller chercher ce qui s'est inscrit en moi, Catherine. Est-ce dans ma mémoire seulement que se tiennent les milliers d'états traversés à des rythmes parfois lents, parfois saccadés, les impressions fugaces éprouvées, légères ou écrasantes. Et le doute sur l'issue de la maladie, ce compagnon plus ou moins pressant qui jamais ne nous quitte totalement dès l'annonce d'un cancer en notre corps, s'est-il dissout dans le passage du temps ?

Compagnon, le mot m'est venu, et il fait résonner la crudité de ce traitement du cancer traversé avec Andreas, mon compagnon et accompagnant.

A toi …

J'ai traversé cette phase difficile avec Catherine, une phase pendant laquelle nous avons vécu deux réalités bien différentes.

Ecrire ensemble sur cette expérience à deux, pour témoigner d'une traversée des 46èmes pour moi et des 37èmes rugissants pour lui ! Quelques années ont passé et nous permettront, nous l'espérons, de mettre en relief les sillons de ce drôle de chemin parcouru.

Ce chemin nous a menés dans des recoins insoupçonnés de nous-mêmes, à la rencontre de la vie elle-même, d'une face inconnue de nos proches et il nous a confrontés à des épreuves des plus variées. Non, décidément, le cancer n'est pas une mauvaise grippe, comme Catherine l'a résumé un jour.

D'ANNONCE EN ANNONCE

PREMIERE ANNONCE
Novembre 2003

« J'ai une tumeur cancéreuse, un cancer au sein droit », l'annonce faite par le radiologue me fit l'effet d'une paire de claques glacées, je me suis retrouvée en larmes dans la rue, grelottante sous le poids des mots.

J'étais accablée, pétrifiée par le diagnostic, mais lorsque le radiologue m'a proposé de prendre de suite un rendez-vous pour faire une ponction, j'ai préféré le décliner. La force terrorisante du mot « cancer » me faisait perdre mes repères. J'éprouvais le besoin de voir au plus vite mon médecin gynécologue, en qui j'ai toute confiance, pour qu'il m'explique ce diagnostic et ses conséquences.

Je suis au bureau, Catherine m'appelle à la sortie de sa mammographie, en larmes. Je prends le mot « cancer » en pleine figure. Ma première réaction : est-ce certain qu'il s'agit d'un cancer ? Peut-on espérer qu'il s'agisse d'une tumeur bénigne ? J'essaie en tout cas de rassurer Catherine dans ce sens en attendant d'avoir plus d'informations.

Je me plonge dans mes tâches. Travaillant dans la même institution, Catherine et moi participons à une réunion importante dans quelques heures, mais le mot « cancer » résonne en arrière-plan de mes pensées et surgit par vagues dans ma conscience. Bien entendu, cette réunion nous paraîtra parfaitement futile.

Le soir même nous voyons en urgence la gynécologue – pleins d'espoir qu'elle nous dise qu'il n'est pas certain qu'il s'agisse d'une tumeur maligne… Elle nous a confirmé le diagnostic du radiologue, donc, pour elle, il n'y avait que très peu de chances que la tumeur soit bénigne. Ensuite, elle a tenté de nous rassurer en nous parlant des forts taux de guérison du cancer du sein. Elle nous a guidés vers les services de chirurgie d'un grand hôpital parisien pour convenir d'une date d'opération.

Deuxieme annonce
Décembre 2003

Quand j'ai consulté deux semaines plus tard le chirurgien qui allait m'opérer, à ma grande surprise il m'a annoncé, après auscultation du sein, qu'à son avis, la tumeur était très certainement bénigne. Cependant, il souhaitait opérer le plus rapidement possible du fait de sa taille et de la rapidité de sa croissance. Rendez-vous fut pris pour une simple journée d'hospitalisation début janvier 2004.

Tiens, voilà quelques étapes de sautées ! D'abord, il y a eu le secrétariat médical d'un premier chirurgien, chef de clinique du grand hôpital public à qui la gynécologue a adressé Catherine. Ils lui ont donné un premier rendez-vous « urgent » deux mois plus tard – pour une opération on ne sait même pas quand. Cela me révolte. Vu le diagnostic ultérieur : échappée belle ?

Je rappelle la secrétaire médicale et j'arrive à obtenir un rendez-vous dans quatre semaines. La nécessité de l'urgence est semée, nous activons notre réseau personnel et l'oncologue qui nous est recommandé nous adresse à un chirurgien renommé… Rendez-vous : deux semaines plus tard. Y-aurait-il donc une médecine à plusieurs vitesses ?

Je me suis rendue seule à cette première visite chez le chirurgien. Les conclusions rassurantes de ce spécialiste m'ont à la fois rassurée et secouée. En quelques minutes, passer d'un diagnostic de tumeur cancéreuse à celui d'une tumeur bénigne qui doit être opérée, cela m'a fait violence : une sacrée « douche écossaise » émotionnelle.

Que faire de deux informations aussi importantes pour moi et néanmoins contradictoires ? Cela m'a plongée dans une grande confusion pendant un jour ou deux. Puis j'ai intégré le message du chirurgien : la tumeur ne représentait pas un grand danger pour moi…

Dans les semaines qui suivirent, tout en appréhendant l'opération, j'ai pu mettre à distance une grande part de mes inquiétudes en appelant à moi les propos rassurants du chirurgien. Trop heureuse d'éliminer la potentialité d'un cancer, j'échappais pour un temps à sa menace.

Coup de fil de Catherine, le chirurgien est convaincu que c'est une tumeur bénigne ! Quelle joie ! Une petite intervention et toute cette histoire sera finie. Rassurés, nous décidons de ne parler de cette intervention mineure qu'à quelques rares personnes – inutile d'inquiéter tout le monde (décision ô combien regrettée par la suite !). Nous partons tout d'abord chez mes parents pour un Noël en Allemagne, puis en Bretagne pour passer le réveillon du Nouvel An avec des amis – le tout se passe dans une belle atmosphère de fête. Et, nous avions sérieusement envie de faire la fête…

Besoin de faire la fête, besoin d'avoir la tête libre, de pouvoir s'adonner entièrement à la joie d'être avec des amis proches, de savourer le plaisir d'être passée à côté d'un grand danger – celui d'avoir un cancer.

TROISIEME ANNONCE
Janvier 2004

L'opération a eu lieu la première semaine de janvier 2004. Il était prévu que j'arrive à la clinique le soir pour être opérée le lendemain matin et que je ressorte le jour même.

Je conduis Catherine à la clinique en fin de journée pour une intervention banale. Le lendemain matin je travaille tout en pensant à Catherine et ensuite je pars la chercher – content que toute cette histoire soit presque finie.

En fait, lorsque j'ai émergé de l'anesthésie en fin de matinée, j'avais mal, très mal, et ce, pas tant au sein opéré, que sous le bras – pourquoi ?

Peu de temps après mon réveil, Andreas est arrivé,…

J'arrive à la clinique pour ramener Catherine à la maison, je monte dans la chambre et – elle est dans un lit avec des drains et des perfusions partout. C'est quoi, ce délire ?

…l'anesthésiste passe me voir et nous apprenons que je n'allais pas pouvoir ressortir le jour même car la tumeur, finalement, ne semblait pas bénigne.

Cela avait tout du cauchemar : je souffrais, j'apprenais que ma tumeur était finalement cancéreuse et qu'on m'avait également ôté des ganglions sentinelles, c'est pourquoi j'avais mal sous le bras ; et pour couronner le tout, on me gardait encore à la clinique…

J'allais rester 24 heures de plus pour subir une « chimio express », une sensation de fin du monde pour moi.

« Chimio express » : l'expression même, dans l'état second où j'étais, n'a pas manqué de me surprendre. La chimio, un terme que j'associais à l'artillerie lourde, accolée à « express », ce petit mot à la légèreté des trains en partance.

Chimio express ? « Que par précaution vous savez… Si jamais il y a des cellules cancéreuses qui se baladent suite à l'intervention… »

Décidément, je ne comprenais rien à ce qui m'arrivait. Le sentiment d'impuissance qui m'a envahie à ce moment là anéantissait tout, laissant toute la place au cancer en moi.

Bon, là il fallait encaisser le choc et essayer de prendre du recul, commencer à assurer et voir qui pourrait aider. Comme nous n'avions amené des affaires que pour une nuit, il fallait que je sorte de la clinique faire des courses. J'appelle d'abord des amis qui sont au courant de l'intervention. Aussi choqués que moi, ils arrivent tout de même à me remonter le moral. Bon, il va falloir se battre ! Je me mets en route en téléphonant à une amie naturopathe, qui m'envoie directement faire quelques achats supplémentaires.

Je reviens à la clinique, Catherine me dit qu'elle a très mal, on appelle et…

Après un deuxième passage en salle d'opération pour ponctionner un hématome au sein très douloureux, je me réveille pour la seconde fois. C'est la fin de l'après-midi, je suis toujours à jeun depuis la veille, et complètement perdue. On me donne enfin à boire un peu d'eau et heureusement, Andreas est là. Il est rejoint par ma sœur et une de mes proches cousines à qui j'annonce ce que je viens d'apprendre.

C'est précisément le moment où le chirurgien entre dans ma chambre. Quand il me dit que je contrarie son diagnostic initial par une tumeur très atypique, je ne peux m'empêcher de lui dire que cela ne m'étonne pas, moi, d'être atypique !!! Il a l'air très fâché de ma réaction et visiblement ne comprend pas que seul le recours à l'humour me permet de ne pas éclater en larmes devant lui… J'ai visiblement trahi son diagnostic de professionnel et il m'en tient rigueur ! Et moi, comment qualifier ce que je ressens, le diagnostic du cancer me terrasse mais pour rien au monde je n'en témoignerai devant lui à cet instant.

Sacrée Catherine, elle arrive à faire de l'humour au lieu de s'effondrer, elle a toujours mal, mais il semble que ce soit normal… Ces dernières heures ont été tellement bouleversantes que je n'ai même pas pensé à demander au chirurgien une explication sur son erreur de diagnostic.

Aujourd'hui, je me dis qu'il a dû être pris au dépourvu et s'en vouloir de son erreur de pré-diagnostic.

Le chirurgien donne aussi l'information à laquelle je m'accroche dès lors – la tumeur était « bien encapsulée », elle a été ôtée et il n'y a que peu de risques de métastases. Malgré son erreur précédente, j'arrive à lui faire confiance. En fait, il n'y a pas le choix de toute manière…

On m'installe la perfusion pour la chimio express au niveau du poignet gauche et lorsqu'on m'apporte à dîner, il me semble que c'est la première chose normale de cette journée. J'ai l'impression d'être partie de chez nous il y a très longtemps.

Après son repas, Catherine commence à somnoler et j'arrive donc à la laisser, à rentrer chez nous. Dans la rue, en marchant, j'appelle amis et famille – tâche peu facile, car beaucoup de proches, dont les parents de Catherine, n'étaient même pas au courant de l'intervention…

Je fais à pied le plus gros du long chemin jusqu'à chez nous, la maison vide me semble difficilement supportable. Après toute l'agitation de la journée, en marchant, je commence à comprendre qu'il va falloir traverser une sacrée épreuve. Seul à la maison, je m'accroche à « c'était bien encapsulé » et après deux, trois bons whiskies, j'arrive à m'endormir.

Un jour et une nuit plus tard, je rentre chez nous. Je suis déboussolée, à des années-lumière de celle qui est partie à la clinique pour une simple intervention, il y a seulement deux jours.

J'ai enfin pu ramener Catherine chez nous, mais dans quel état ? Atteinte d'un cancer et, suite aux interventions, le moindre mouvement lui fait très mal.

Je me sens très lasse, j'ai mal et n'aspire qu'à me retrouver chez nous, loin des perfusions, anesthésies et médicaments anti-douleur qui viennent d'envahir ma vie. Bleus au corps et à l'âme…

Je porte le poids de la nouvelle : j'ai un cancer.

L'ANNONCER
Janvier 2004

Après mon retour à la maison, j'ai rapidement mis mon entourage au courant. Il me semblait que pour faire face au cancer, mettre des mots dessus était la meilleure arme.

Je me suis très vite rendue compte que cette façon de voir les choses n'était pas forcément partagée. Après quelques

« Quel courage de nous prévenir ! », « Tu arrives à en parler, moi je ne pourrais pas ! », j'ai réalisé que mon attitude vis-à-vis du cancer et de la mort s'était construite petit à petit à travers le cancer de proches, d'une collègue et surtout par la relation avec mon oncle Luc, mort d'un cancer généralisé quelques années plus tôt. Grâce à lui, appeler un chat un chat était une évidence à mes yeux. Nommer le cancer était pour moi une façon de me préparer à le combattre.

Pendant les longs mois de la maladie de Luc, nous avions ressenti son plaisir à être vivant, ri avec lui de son humour caustique. Il a su, en dépit de très vives douleurs et de lourds handicaps, rester lui-même et aller jusqu'au bout en acteur de sa vie, du moins aussi longtemps qu'il l'a pu.

Cependant, mon attitude face au cancer faisant irruption dans ma vie résultait également du travail psychothérapeutique antérieur qui m'avait permis de faire le deuil de ces êtres chers. Cette fois, le cancer n'était pas celui des autres, mais le mien. Mener ce combat dans la confusion mentale déclenchée par l'annonce me paraissait au dessus de mes forces. Poussée par le besoin d'être au plus clair avec moi-même pour faire face, j'ai alors décidé de reprendre un travail en psychothérapie.

Mais si la peur paralysait certains de nos amis et proches,

En fait, à très peu d'exceptions près, toutes et tous nos proches étaient paralysés par cette nouvelle. L'annonce du cancer suscite en général une réaction quasiment identique : visages décomposés, silence lourd. Aujourd'hui, je me rends compte que, dès ces premiers échanges, nous aurions pu pressentir leur comportement à venir face à Catherine malade.

d'autres étaient là pour nous.

Ceux-là comprenaient ou pressentaient qu'un ami atteint d'un cancer reste lui-même et qu'il est essentiel pour lui que son entourage ne le réduise pas à sa condition de « malade », quand bien même toute sa vie quotidienne s'organise, de fait, autour de la maladie.

Et puis, il y a les amis/membres de la famille qui n'apprennent pas par nous-mêmes que Catherine est malade, mais par d'autres. Certains nous téléphonent, d'autres pas. Certains comprennent bien que nous ne pouvons pas appeler tout le monde – nous n'avons simplement ni le temps ni la force de répéter sans cesse cette même histoire – d'autres le comprennent moins.

Quelques semaines sans traitement
Janvier 2004

S'ensuivent trois semaines pendant lesquelles nous attendons les résultats des analyses des tissus et ganglions prélevés lors de l'opération. Une drôle de phase pendant laquelle j'étais quasiment certain de ce qu'on allait nous dire sur la suite du traitement. De temps en temps, des lueurs d'espoir ressurgissaient – « ils se sont déjà trompés, pourquoi pas une fois de plus ? ». Mais, ces moments ne duraient pas – au fond de moi-même je savais bien que la chimiothérapie s'approchait.

Ce titre en négatif pourrait donner l'illusion d'une trêve, mais ces trois semaines après l'opération et la chimio express m'ont fait passer à un nouvel état : rentrée chez moi, sidérée par le diagnostic du cancer, épuisée par la révolution imposée à ma vie, je naviguais entre convalescence de l'opération et attente de la suite du traitement. En arrière-plan permanent, le cancer dans ma vie, dans mon corps.

Dès mon retour de la clinique, j'ai commencé à prendre soin des deux zones de cicatrisation, celle du sein étant moins évidente que celle de l'aisselle, car un des points de suture a lâché.

Le jour où ce point de suture lâche, ma confiance dans le corps médical en prend un coup supplémentaire. Nous allons en fin de journée chez un médecin du quartier qui nous assène sans même nous écouter « Qu'est-ce que j'en ai à faire, vous n'êtes pas patients chez moi, allez à la pharmacie ! ». Et oui, certains médecins consultent leur fichier clientèle avant tout – des hypocrites prêtant le serment d'Hippocrate : « Dans quelque maison que je rentre, j'y entrerai pour l'utilité des malades, me préservant de tout méfait volontaire et corrupteur ».

J'examinais, je soignais donc mes cicatrices deux fois par jour, mais je me souviens qu'il m'a fallu une semaine avant d'oser les affronter dans le miroir.

Quelle était ma crainte ? Totalement bouleversée, je ne pouvais pas supporter de constater dans le miroir un changement supplémentaire – une nouvelle atteinte à mon image. J'avais peur de ne plus me reconnaître et de me perdre.

Les séances de drainage lymphatique avec une kinésithérapeute ont commencé rapidement. Je me souviens parfaitement du début de la première séance : les mouvements ralentis que j'ai dû faire en me déshabillant, pour limiter les tiraillements douloureux. Une fois mon chemisier ôté, l'impression particulière de me retrouver directement torse nu, car je ne pouvais pas supporter la pression d'un soutien-gorge. Enfin, les précautions que j'ai prises pour m'allonger sur la table de massage en me faisant le moins mal possible.

Au moment où la kinésithérapeute a posé ses mains sur mon corps, une émotion violente est montée en moi et j'ai éclaté en larmes. Etre touchée, sentir sur ma peau des mains établissant avec douceur le contact avec mon corps… Des mains sur ma peau et non des aiguilles pour la percer…

Le souvenir des traumatismes que j'avais subis m'est revenu tout à coup. Comme j'ai apprécié que la kinésithérapeute ait su accueillir mes pleurs !

QUATRIEME ANNONCE
Fin janvier 2004

Rendez-vous chez le chirurgien un soir de fin janvier. Les résultats des analyses confirment les premiers diagnostics post-opératoires. A ce moment, quand tout doute – tout espoir d'une erreur, aussi minime soit-elle – a disparu, une certaine sérénité s'est installée en moi.

Le chirurgien nous annonce qu'on verra cela avec l'oncologue, mais qu'à cause de la nature très virulente des cellules cancéreuses prélevées, le traitement sera probablement fort.

Bon, il va vraiment falloir se battre.

Mais, en même temps, il nous rassure sur l'issue de ce traitement – les deux mots magiques reviennent : la tumeur était « bien encapsulée ». Il explique qu'il n'y a aucune présence de cellules cancéreuses dans les ganglions prélevés, donc peu de risque de métastases.

Comment expliquer ce que je ressens en retournant chez le chirurgien ce soir là ?

Mon sein est toujours douloureux, je ne peux dormir qu'à plat dos et je fais reposer mon bras sur un coussin pour ne pas sentir de tiraillements supplémentaires et voilà que le chirurgien me recommande des massages énergiques de la cicatrice pour éviter des adhérences préjudiciables ! Il m'en fait la démonstration immédiate en pinçant littéralement la cicatrice. Cela ne manque pas de déclencher une vive douleur. J'avoue qu'à ce moment précis, peu m'importait les adhérences potentielles : j'étais passée en moins de trois semaines d'une vie normale et sans douleur à un état post-opératoire douloureux, difficile, et je vivais avec le cancer depuis !

Mon seul désir, avoir le moins mal possible, j'étais bien assez déboussolée comme cela !

Pour la première fois, le chirurgien nous parle du cancer comme d'un « incident de parcours », des paroles qui, pour autant, ne parviennent pas à me rassurer.

Sur le chemin du retour, en taxi, nous vivons un moment de grande complicité. Et le sentiment fort qu'ensemble, nous allons y arriver. Catherine est géniale.

CINQUIEME ANNONCE
Fin janvier 2004

Un soir de la semaine suivante, nous sommes allés voir l'oncologue pour entendre l'Annonce : j'allais subir une chimiothérapie suivie d'une radiothérapie, traitement en deux phases qui devait permettre d'éliminer tout risque de dissémination de cellules cancéreuses.

Si j'avais déjà imaginé qu'une chimiothérapie serait nécessaire, apprendre qu'elle serait de plus suivie d'une radiothérapie a fait résonner en moi mes craintes : l'affaire était grave.

L'oncologue prononce donc le verdict déjà annoncé par le chirurgien. « Frapper fort » pour éliminer tout risque. « Frapper fort », expression bien abstraite qui est devenue affreusement concrète lors de ce rendez-vous pendant les discussions sur les effets secondaires…

C'est là que j'ai appris, entre autres, que la chimiothérapie allait faire tomber mes cheveux. L'oncologue m'a prescrit différents examens à passer avant la chimiothérapie : une échographie cardiaque et un examen complet pour s'assurer que je n'avais pas, finalement, de métastases osseuses.

C'est lors de ce rendez-vous que nous prenons connaissance de l'univers parallèle dans lequel nous allons être projetés. J'apprécie qu'il n'y ait pas de non-dit, ni de langue de bois de la part de l'oncologue.

Qu'il est difficile d'intégrer toutes ces horribles informations en si peu de temps ! Pour ne pas rater de points importants, il faut être sans cesse concentré et surtout ne pas se permettre de réfléchir à ce qui vient d'être dit. Je me souviens de m'être répété tout au long de l'entretien : « il faut écouter, écouter, écouter ». Même si je n'avais vraiment pas envie d'entendre ce qui nous était dit…

Avec le recul, il me semble intéressant de constater que, sur certains points, nous n'avons pas entendu la même chose. Comme nous l'a dit l'oncologue : « il faudrait enregistrer les premières visites ».

J'ai remarqué par la suite, qu'à chaque visite chez l'oncologue pendant le traitement, je ne saisissais pas forcément toutes les réponses aux questions que je préparais à l'avance ; d'où l'importance pour les malades d'être accompagnés aux visites quand c'est possible.

En fait, l'enjeu étant crucial, je me retrouvais, à chaque fois, dans un trouble émotionnel qui brouillait ma capacité à entendre, à moins que ce ne soit dû au fait qu'à certains moments, je ne pouvais plus capter car j'en avais déjà trop entendu… Est-ce si différent ?

Ensemble, nous faisons souvent de véritables séances de préparation avant les rendez-vous médicaux et ensuite, des débriefings pour nous assurer que nous avons bien tous deux l'information correcte et complète.

Ces semaines entre l'opération et le début de la chimiothérapie se sont organisées autour des examens et du drainage lymphatique post-opératoire. C'est à ce moment là que j'ai appris qu'on allait à nouveau m'anesthésier, mais cette fois brièvement, pour implanter un cathéter.

En si peu de temps notre vie a changé si profondément ! Tout tourne maintenant autour de la maladie et des divers examens, interventions et traitements.

Je me souviens d'un jour froid du tout début février, temps sec et beau sous un ciel bleu pâle, où j'avais rendez-vous à l'hôpital, à St Cloud. J'allais passer une scintigraphie pour détecter la présence éventuelle de métastases osseuses. L'examen devait durer un plus d'une demi-journée, entre l'injection d'un produit, le temps d'attente nécessaire à sa diffusion dans le corps et la durée de l'examen.

Après le premier passage à l'hôpital, malgré le grand froid, je me suis décidée à descendre la colline et traverser le pont de St Cloud pour passer un moment dans les jardins Albert Kahn. Une trêve de beauté et de nature où je me suis ressourcée, oubliant ma peur et mes doutes sur l'issue du traitement. Un intermède où j'étais à nouveau complètement moi-même, à mille lieues du rôle imposé de patiente, contrainte de subir des examens.

Pourrait-il y avoir des métastases ? Je passe ma journée au travail entre deux états : des phases où je me plonge dans mes tâches et d'autres, très fréquentes, où cette question m'arrache brutalement à mon monde professionnel pour me faire rudement atterrir dans la vraie Vie, dans l'essentiel.

Bien sûr, tous ces examens existent pour notre plus grand bien mais qui sait les trésors d'énergie que j'ai dû trop souvent déployer pour rester calme ! Ce jour là, pendant le long examen de scintigraphie osseuse, allongée sur une plateforme mobile, je suis déplacée par légers à-coups jusqu'à être entièrement engouffrée dans la machine ; l'impression troublante de me retrouver dans une sorte de sarcophage m'envahit.

Difficile de rester centrée et de ne pas me laisser parasiter par les conversations triviales de l'opératrice et d'une de ses collègues. Faisant abstraction de ma présence, elles évoquent haut et fort, les travers de leur vie quotidienne à m'en faire perdre le fil de moi-même au rythme des bips de la machine.

Entendre les collègues discuter de leur petites histoires de travail, suivre ou être exposé à leurs petites et grandes luttes de plates-bandes – déjà en temps normal cela ne m'est pas toujours facile, mais ces jours là, cela devint insupportable.

J'aurais tant apprécié que le personnel demeure conscient que pendant cet examen relativement long, j'étais là, bien vivante et inquiète de l'issue des résultats.

Si ce type d'examen pouvait avoir lieu sur un fond de musique classique ou relaxante, comme cela serait moins traumatisant !

J'ai eu le sentiment d'être un numéro de dossier, un simple objet d'investigation. Quand je suis sortie, je me sentais mal, la quiétude que m'avait insufflée les jardins un peu plus tôt n'avait pas résisté à l'anonymat de cet examen. Impossible pour moi de rester sereine pendant ces longues minutes. Visiblement, pour les opératrices, c'était un nième examen de routine et à aucun moment elles n'ont été dans une relation de soignant à mon égard.

En attendant, la gent féminine m'attribue le rôle de « spécialiste en prévention du cancer par mammographie ». Personne ne croira le nombre de femmes de notre entourage – privé comme professionnel – qui me parlent de la date de leur dernière mammographie, qui me demandent si je crois qu'elles devraient en passer une, etc. ! Tout cela en projetant sur moi toute leur peur du cancer.

Elles sont nombreuses à prendre rendez-vous chez un médecin et certaines me font même part de leurs résultats. Incroyable, et franchement, je n'avais besoin ni de leur peur, ni de me voir imposé ce « non-rôle » idiot, en plus de tout le reste.

Toi, tout en attendant avec moi les résultats de l'examen, tu déployais des tonnes de patience à rassurer les femmes de notre entourage privé et professionnel, car nous travaillons au sein de la même institution d'enseignement supérieur.

Vient le jour où j'ai manqué craquer : de gros problèmes émergent au travail, je suis débordé de tous les côtés, cela fait des semaines que je ne dors pas vraiment, et devant la porte de la boutique où on doit choisir une perruque pour Catherine, le téléphone portable sonne, mon père m'annonce qu'il va devoir passer une biopsie pour dépister un éventuel cancer.

Ca va s'arrêter où ?

Finalement les résultats de mon examen sont arrivés, NEGATIF ! Ouf, pas de métastases, j'ai le sentiment très net d'avoir échappé au pire, mais j'ai peur du traitement à venir, ignorant tout de ce qui allait m'arriver.

EXPERIENCE(S) CHIMIO

L'idée que Catherine va devoir se soumettre à une chimiothérapie paraît toujours un peu abstraite. Une chimio ? Catherine ? Non, mais, merde ! C'est pour « les autres » ce genre de truc ! Même si nous sommes à priori rassurés quant à l'issue finale, même s'il n'y a pas de doute réel en moi, l'inquiétude est bel et bien là. Et si…

Les préparatifs soulignent ce sentiment, examens, pose d'un cathéter en clinique, renseignements sur les différents types de perruques, etc. C'est dans cette phase que se profile une difficulté majeure à venir – subir les craintes que déclenche la maladie chez les autres. « Dis-moi, Catherine va bien, non ? » « Non ! Elle ne va pas bien, et comment pourrait-elle aller bien ? Et, d'ailleurs, moi aussi, j'existe, et je ne vais pas bien non plus ! », Voilà la réponse qu'on devrait donner, voire crier.

On sent les craintes des autres, qui, en cherchant à aider, à compatir, ne se rendent pas compte qu'ils projettent leur propre peur du (mot) cancer. Résultat : au lieu de recevoir du soutien, il me faut rassurer notre entourage. C'est ainsi qu'avec la meilleure volonté du monde, une bonne partie de la famille et des amis qui cherchent à faire du bien, pèsent.

Quoique, après coup, avoir connaissance que les proches se sentent concernés, voire même leur inquiétude, sont des formes de soutien qui font du bien malgré l'énergie que je dois dépenser pour les rassurer. Pendant les moments difficiles de cette phase précédant le traitement, j'entrevois déjà une autre difficulté – il va falloir prendre de la distance vis-à-vis de certains amis chers, mais trop en demande – le temps que cela dure. Dur.

Dès le retour de la clinique, nous avons changé de répondeur pour un modèle plus sophistiqué. Quel soulagement de pouvoir choisir le moment qui nous convient pour entrer en contact avec le monde extérieur ! Filtrer les appels peut paraître d'une grande banalité, mais c'était essentiel pour moi de pouvoir me retrouver avec moi-même, à mon rythme, selon mes besoins.

Ne pas répondre à un appel, comme cela peut être bon quand le repos complet s'impose!

DEBUT DU TRAITEMENT
Février 2004

Finalement, le cathéter n'a pu être posé que la veille du début de la chimiothérapie, à la mi-février. Cela a présenté l'avantage que le jour J, j'ai pu me concentrer sur cette nouvelle gêne douloureuse au dessus du sein gauche qui venait s'ajouter à celle du sein droit opéré. En fait, j'essayais de ne pas laisser libre cours à ma peur, à l'approche de la première séance de chimio.

J1
11 février 2004

Loi de Murphy oblige, cette première séance de la chimio de Catherine tombe le jour du plus grand séminaire que j'ai à organiser pendant l'année. 3 jours, 28 intervenants, 330 étudiants. Pas le genre de chose à confier à quelqu'un d'autre à la dernière minute.

Toute la journée, je suis sollicité, je m'occupe de multiples « problèmes » tout en jouant mon rôle de Monsieur Bonne Humeur qui entraîne tout le monde. Et ceci, alors que je pense « mais, qu'est-ce que je fous ici ? » et « comment vais-je trouver Catherine ce soir ? » et encore « merde, c'est vraiment un vrai cancer ». C'est avec le début de ce traitement que la maladie prend toute sa puissance et toute sa place dans notre vie.

Je crois que cette journée a été la plus difficile (et j'espère qu'il en restera ainsi) de ma vie professionnelle. Ce qui m'a permis d'en voir le bout a été le soutien d'une amie qui s'est proposée pour accompagner Catherine à l'hôpital de jour. Je la savais donc en bonnes mains.

L'amie qui est venue avec moi avait précédemment accompagné sa mère à ses séances de chimio et cela me rassurait de savoir qu'elle, au moins, ne serait pas en terre inconnue.

Ce premier traitement me permit de mettre enfin une réalité sur le mot chimio.

C'est là que pour la première fois j'ai découvert cette succession de sensations différentes ressenties dans l'ensemble de mon corps, au contact des divers produits, au fil de la perfusion. Mélange d'odeurs de produits pharmaceutiques, de désinfectants et de désodorisants dans cette salle du service de jour dédiée à la chimio.

Ces odeurs, j'allais y devenir de plus en plus sensible, tout comme à toutes les autres odeurs d'ailleurs, au fur et à mesure du traitement. Aujourd'hui encore, je garde le souvenir tenace de certaines d'entre elles.

Avoir cette amie à mes côtés m'a aidée à entrer plus facilement dans la réalité du moment.

Et puis, j'ai été impressionnée par l'équipe des infirmier(e)s. Leur manière fluide de se déplacer dans la salle et autour des malades, la justesse de leurs gestes et de leur propos, chapeau ! Leur capacité à accompagner m'a permis de mieux accepter ce rude traitement. L'équipe alliait douceur et professionnalisme : Dieu sait que j'en ai eu besoin tout au long de la chimiothérapie !

J'avais pratiquement terminé cette première session, quand une dame âgée, installée non loin de moi, m'a demandé avec un joli accent chantant de l'autre côté de la Méditerranée : « Vous aussi, ils vous ont donné le poison ?! ».

Par la suite échaudée par ce premier contact verbal avec une autre patiente, je suis allée aux séances suivantes munie de mon lecteur de CD. Ecouter des musiques douces de mon choix m'a permis de rentrer dans ma bulle pendant ces demi-journées à la clinique, quitte à quasiment somnoler à certains moments.

Ce jour là, j'ai simplement acquiescé, désireuse de couper court à de plus amples commentaires mais, bien évidemment, la question du « poison » m'avait déjà grandement préoccupée : par deux fois, peu de temps auparavant, des amies proches avaient refusé les lourds traitements de chimio et de radiothérapie, choix tout à fait respectable par ailleurs, mais ni l'une ni l'autre n'a survécu et mon désir de mettre toutes les chances de mon côté a balayé tout doute quant au « poison ».

Parallèlement, l'apport des médecines dites « douces » m'a été précieux car j'y ai trouvé de très nombreux remèdes de confort et de réconfort. Ils m'ont aidée à faire face aux effets secondaires de l'opération et des traitements.

C'est aussi lors de cette première séance que les infirmières m'ont proposé un casque glacé, censé empêcher la chute des cheveux. Je n'en ai pas voulu et ne l'ai pas regretté pendant la perfusion, lorsque je suis passée par des périodes de chaud et froid très marqués, renforçant les nausées. J'ai fini par vomir.

La séance terminée, je commande un taxi de la clinique, mon amie me raccompagne. Jamais le temps d'attente pour un taxi ne m'a semblé aussi long que ce jour là. Une fois à l'intérieur, j'ai eu bien peur de ne pouvoir attendre d'être chez moi pour vomir à nouveau. La présence et l'humour de l'amie à mes côtés m'a beaucoup aidée à supporter ce trajet.

Quand nous nous sommes quittés ce matin, Catherine était inquiète, bien sûr, mais plutôt en forme. Là, je rentre et elle est très malade. Bizarre.

Peu après cette première séance de chimiothérapie, les gestes de tous les jours perdent leur normalité - le rythme de vie, la nourriture, les odeurs – en voilà des choses simples qui deviennent soudainement des causes de préoccupation.

DORMIR ENSEMBLE
De janvier à août 2004

Un des moments des plus intimes. Quel plaisir de s'endormir l'un contre l'autre, de sentir l'autre au moindre soupçon de réveil, de se rendormir en cherchant la douce chaleur de Catherine ! Et tout d'un coup – c'est fini. Les divers effets post-opératoires et secondaires nous en empêchent depuis maintenant plusieurs semaines. Dormir dans des chambres séparées ? Cette séparation là m'est inconcevable. Nous finissons par faire toute une installation dans le lit pour maintenir Catherine dans une position « confortable ». Je me cale dans le trou qui reste (je préfère ne pas estimer combien de centimètres cela faisait…), ce n'est pas confortable, mais j'en suis content, je peux continuer à « dormir ensemble » en quelque sorte. C'est une bouée de sauvetage, je m'y accroche. J'arrive à me sortir du cancer de Catherine quand j'arrive à dormir.

C'est vrai que nous aurions pu faire chambre à part mais non, dormir l'un à côté de l'autre était trop important. Nous rétablissions ainsi un lien physique, retrouvions du réconfort dans la présence de l'autre.

A LA RECHERCHE DE LA NORMALITE
Fin février 2004

A la fin de la première séquence de traitement, nous avons essayé d'installer un petit coin de « normalité ». Un petit voyage. L'idée était bonne, cela allait nous changer les idées. Mais au fond, la confrontation avec « cette autre réalité » a été trop difficile, l'effet miroir frappant à coup sûr.

Cette première tentative a été désastreuse. Le week-end juste avant la deuxième chimio, nous sommes partis pour une nuit dans un château sur la Loire. Une chambre douillette dans une tourelle nous y attendait.

Ce cadre nous a renvoyés la situation dans toute sa « splendeur » : nous étions épuisés, ce n'était pas le moment de découvrir de nouveaux endroits et, surtout, le décalage entre nous et « les autres » était tout simplement trop énorme.

Dîner dans une salle à manger très cosy remplie de couples en tête à tête romantique m'a donné l'impression d'être un extraterrestre. L'essentiel de nos conversations depuis de longues semaines ne tournait plus qu'autour de sujets tels que – résultats d'analyses, visites - traitements - interventions médicales, effets secondaires… De quoi parler donc, tout à coup, dans un tel cadre ?

Durant tout le repas, outre le fait de nous sentir en total décalage dans ce cadre apprêté, je me sentais extrêmement mal à l'aise, car c'était la première fois que je me retrouvais dans un lieu public clos avec ma perruque. Comment passer inaperçue avec cette perruque qui me dérangeait, mon crâne qui transpirait ?

Moi qui garde habituellement le souvenir des bons repas, je ne me souviens pas de grand-chose si ce n'est du grand plaisir que j'ai eu à quitter ce lieu le lendemain matin.

Les « après-chimio » suivantes, nous sommes allés chez des amis proches qui vivent dans un cadre splendide au bout d'une route entre campagne et mer. Là, c'était idéal – un lieu tranquille que nous connaissions bien, sans dépaysement, des amis parfaitement au courant de la situation qui nous épaulaient, un cadre qui correspondait au besoin de beauté que nous ressentions tous les deux très fortement.

Effectivement, nous sommes allés très régulièrement chez ces amis qui vivent dans un lieu très singulier en Bretagne. Installée sur le canapé, je pouvais voir le paysage du bras de mer situé en contrebas et le ciel changer au fil des marées. Quel bien-être de retrouver, quelques jours durant, un temps défini par le rythme de la nature, moi dont la vie s'organisait autour du rythme de celui des chimiothérapies – difficile de trouver quelque chose de moins naturel !

CHIMIO – SEANCE 2
Début mars 2004

Ca se complique – Catherine perd ses cheveux une semaine avant cette deuxième séance, et avec la baisse de son immunité, elle attrape un rhume qui dégénère très rapidement. Elle est trop faible pour aller faire la queue chez un médecin et notre médecin traitant est loin…

Je prends ma journée et je me mets en quête d'un médecin généraliste prêt à venir à domicile. En condensé, voici la teneur des conversations téléphoniques avec les secrétaires médicales : « Bonjour, ma femme est en chimiothérapie, nous n'avons pas de généraliste dans le quartier, là, elle est très affaiblie, elle a un rhume qui a dégénéré et 39 de fièvre » - « Madame est patiente chez le docteur ? Non ? Elle peut voir le docteur en urgence après-demain à 18 hrs » « Je ne peux rien pour vous, prenez l'habitude d'appeler SOS médecins » etc.

Une dizaine d'appels sans résultat – si ce n'est un sentiment d'impuissance – et, à tort ou à raison, l'impression amère que de nous et de nos problèmes les médecins s'en foutent !

Je me souviens parfaitement d'être au fond de mon lit, fiévreuse, avec une vilaine toux qui me fait mal à la poitrine, tout en suivant Andreas dans les refus plus ou moins courtois qu'il reçoit. J'ai peur soudain, et si aucun médecin n'acceptait de venir ? La nuit dernière, mon état a beaucoup empiré, comment faire s'il me faut attendre encore plus longtemps ? Alors, j'ai appelé ma sœur à la rescousse. Travaillant au sein des milieux associatifs médicaux, elle aurait certainement des adresses à me communiquer, puisqu'il était impossible d'obtenir de l'aide de médecins qui ne m'avaient pas dans leur fichier clientèle !

Heureusement, nous obtenons ainsi les coordonnées d'une généraliste de notre quartier qui travaille avec des associations d'accompagnement de grands malades – je l'appelle dans l'après-midi et elle vient le soir même, vers 21 heures. Ouf, tout le monde ne s'en fout pas!

Quel soulagement ! Elle saisit tout de suite la situation, j'ai une bronchite et elle semble surprise que je n'aie pas réagi plus tôt. Mais comment aurais-je pu savoir ? « Mais en chimiothérapie, il faut tout de suite consulter pour tout, en cas de problème, appelez-moi et je viendrai ».

Comme ses paroles toutes simples m'ont émue et réconfortée !

Mais, comment prendre au sérieux « un rhume » quand on traverse un cancer ?

En tout cas, nouvelle réalisation qu'avec la chimio, rien n'est plus comme avant. C'est dur à intégrer.

Quand Catherine fait ses analyses de contrôle avant chimio, sa bronchite n'est pas terminée. Nous nous posons des questions, « Est-ce que les examens vont être fiables avec une infection dans le corps ? » « Est-ce raisonnable de faire une séance de chimio quand on a une bronchite ? ».

Réponse simple et directe de l'oncologue : « bah, on a fixé le protocole, donc on suit le protocole ». Réponse certes indéniablement exacte, mais nous appréhendons tellement la réaction du corps affaibli de Catherine à la nouvelle séance de chimio que nous aurions espéré qu'il nous dise, « Oui, bien sûr on repousse, ce n'est pas grave de toute manière ». Vu l'effet de cette séance sur le système fatigué de Catherine, on comprend bien pourquoi on aurait préféré (certes à tort) repousser…

Changements corporels
Mars à juin 2004

L'oncologue nous l'avait annoncé, le protocole que j'allais suivre entraînerait la chute de mes cheveux trois semaines après la première chimiothérapie.

Comment imaginer ce que l'on ne connaît pas ? Perdre tous ses cheveux ? Sur les conseils de l'oncologue, j'avais déjà choisi et fait l'essayage de ma future perruque dans un institut spécialisé. Au bout de trois semaines, un matin sous la douche, j'ai vu partir dans le courant d'eau, sous l'effet du jet, des mèches entières de cheveux et mes poils. Quel choc ! Je m'attendais à perdre mes cheveux progressivement, cette chute brutale m'a fait violence. Une part de moi-même me quittait et j'étais là, spectatrice, impuissante.

Les cheveux, pour une femme, ce n'est pas rien. Les voir tomber ainsi tout à coup s'ajoutait à toute la série de chocs que j'étais bien obligée d'encaisser depuis trois mois.

Dans le traitement de cette maladie paradoxalement indolore, quelle violence ! J'éclatais en larmes, j'étais à bout. Nous sommes allés rapidement récupérer ma perruque. Je portais un bonnet marin de couleur crème et je me souviens que lorsque je l'ai ôté, en arrivant à l'institut, il était comme une coupe, remplie de mes cheveux.

Un peu plus tard, j'ai perdu une bonne partie de mes sourcils, puis de mes cils. J'étais nue, à nu – moi qui avais besoin de protection. Heureusement, ma perruque avait une longue frange sur le front rejoignant mes lunettes, ouf ! Sauvée des regards trop indiscrets…

Lors d'un séjour ultérieur chez nos amis en Bretagne, je suis sortie de la chambre sans ma perruque au milieu de la nuit pour aller aux toilettes. J'y étais encore quand la fille de nos hôtes, âgée de huit ans, a entrouvert la porte et je ne sais laquelle de nous deux a été la plus surprise.

Le lendemain, j'ai décidé d'évoquer avec elle notre rencontre nocturne, car elle n'ignorait pas mon cancer et c'est là qu'elle m'a dit, en me touchant au cœur « Mais Catherine, tu es belle sans ta perruque ! »

Plus tard, lors des temps d'attente avant les séances de radiothérapie, j'ai pu croiser des femmes qui avaient chacune une relation différente à leur perte de cheveux. Pour certaines ce qui importait, était d'avoir le crâne nu et de montrer ainsi qu'elles assumaient leur cancer, pour d'autres, c'était d'avoir de jolis turbans stylés qui préservaient l'image de leur féminité. En ce qui me concerne, la perruque était la solution.

J'avais donc choisi une perruque à l'institut où une coiffeuse m'ayant vue avec mes cheveux un peu plus tôt, a pu faire une coupe rappelant ma coiffure. J'ai même pu satisfaire la coquetterie de choisir une couleur de « cheveux » légèrement plus claire que ma teinte naturelle. C'était important pour moi de préserver ainsi l'image de moi-même – pour moi et pour les autres. Néanmoins, je ne la portais quasiment jamais chez moi.

Des jours très difficiles, Catherine a besoin d'énormément de soutien, je suis très affecté par ce changement qui se passe sous mes yeux. Il faut l'accepter, changer ma façon de voir Catherine. C'est elle, elle change, mais c'est elle, et un jour, elle récupèrera…

J'évitais de me regarder sans perruque, mais un jour, mon regard a été accroché par mon reflet dans le miroir de la salle de bains et je me suis mise à me regarder dans les yeux intensément. J'ai eu soudain l'impression de passer à l'intérieur de moi-même ; ce fut très court mais j'ai touché du regard ma gravité et ma beauté, ce qui m'a bouleversée.

Par la suite, les chimiothérapies, mon manque d'appétit et mes difficultés digestives, m'ont fait perdre beaucoup de poids. A l'inverse de ce qui se passe dans un régime alliant sport et diététique, je maigrissais et je perdais des muscles.

En fait, plus ce changement avance, plus je « vois » l'être intérieur de Catherine qui prend le dessus sur son apparence physique. Sans cela, il m'aurait été difficilement supportable d'observer ce processus dégénératif. D'autant plus qu'il était très important de la rassurer dans ces moments si durs – je ne pouvais pas montrer à quel point j'étais impressionné et inquiet. J'ai le souvenir que Catherine a répliqué un jour à un « Je t'aime » - « L'amour rend aveugle ». Non, mon amour, l'amour ne rend pas aveugle – il permet de voir différemment.

Et puis, après la troisième séance de chimio, j'ai réalisé que j'avais perdu mon souffle. Cela ne veut pas dire que je ne pouvais plus marcher vite ou courir. Je ne pouvais tout simplement plus faire un simple effort sans être essoufflée et devoir m'asseoir pour récupérer.

Petit à petit, Catherine se vide de ses forces physiques. Chaque déplacement, même petit, lui pèse, son autonomie est de plus en plus réduite et je compte littéralement les semaines, puis les jours, qui restent jusqu'à la fin de ce traitement. On va y arriver !

Ces moments sont rendus encore plus difficiles par le regard des autres. Presque tous les proches ont du mal à être « normaux » avec Catherine, tant ils sont impressionnés par cette transformation – brusque pour eux car ils ne l'ont pas vu se faire progressivement. Et, du coup, ils ont un énorme besoin d'être rassurés. Encore de l'énergie à trouver quelque part...

Je me souviens de la réaction de surprise d'amis, au téléphone, lorsque je leur disais que ce n'était pas, pour moi, le moment qu'ils viennent me voir. Moi, l'animal social, je recherchais le silence et la solitude.

NOURRIR
Mars à juin 2004

Et de complications… Catherine dit qu'elle a faim, super, bon signe ! Ca va lui faire du bien de manger. Faisons quelque chose de neutre, qui passera malgré son hypersensibilité, du riz avec son eau de cuisson ? Cet exercice me coûte – en temps normal, la cuisine créative est un de mes principaux hobbies…

Et avant la chimiothérapie, nous aimions consacrer du temps à faire la cuisine et à la déguster ensemble.

Voilà un bol de riz, ah, ça pue ? Ok, essayons quelque chose de moins neutre : des carottes à l'eau. Bon, ça ne passe pas non plus au-

jourd'hui… allez, les champignons de Paris à l'eau… Non ! Alors les pommes fruits à l'eau… Niet ! Et, bingo, enfin les pommes de terre passent ! Environ deux heures pour un bol de patates à l'eau…

Que se passait-il en fait pour moi ? Tout simplement, même les aliments neutres cuits à l'eau ou à la vapeur me provoquaient des nausées et je vomissais déjà bien assez comme cela après les séances de chimio.

Autre problème intéressant : comment me faire à manger quelque chose de chaud sans qu'il n'y ait d'odeur dans l'appartement ? Faire livrer, réchauffer des conserves en bain marie semblent des solutions…Jusqu'au jour où, pendant que je mange, fenêtre ouverte, à l'autre bout de l'appartement, deux portes fermées entre nous, j'entends « Ca pue, le cassoulet ! »

Bref, rien n'est simple et c'est un des aspects qui rendent la vie de l'accompagnant si difficile. Il faut, en permanence, s'effacer, se mettre au service, et avec beaucoup de patience, se rappeler son rôle dans ce rude combat. Oui, la seule chose qui compte vraiment, c'est que Catherine mange

Je mangeais ce que je pouvais, c'est-à-dire pratiquement rien dans les deux trois jours suivant la chimio, puis progressivement les nausées se calmaient. La dernière semaine entre les chimios était la moins perturbée, du moins pendant les trois premières séances.

Je buvais essentiellement des tisanes légères et de l'eau mais à la fin du traitement, même les tisanes avaient du mal à passer.

Plus le moment de la dernière séance de chimiothérapie s'éloignait, plus je retrouvais du goût à manger, mais en fait, l'hypersensibilité de mon odorat et les perturbations au niveau du goût ont augmenté au fil des chimios et me faisaient percevoir des odeurs derrière les odeurs, des goûts derrière les goûts.

Ce n'est pas l'odeur du cassoulet ou d'une pizza qui déclenchaient mon dégoût, mais celle du cassoulet à la puissance 10. En fait, mon odorat hypersensible modifié par la chimio décelait très souvent, dans toute odeur, des composantes très désagréables, des produits chimiques comme par exemple celle de plastique brûlé. Côté nourriture, c'est la pomme de terre à l'eau qui est restée une valeur sûre, enfin, presque toujours.

DES FORCES
Mars à juin 2004

Chimiothérapies toutes les trois semaines, prises de sang de contrôle avant chacune d'entre elles, piqûres d'« EPO » pour me permettre de fonctionner un minimum debout chez moi. Siestes à plusieurs moments de la journée pour récupérer le sommeil que me prend l'insomnie. Ma vie, outre le fait que je ne travaille plus, est changée du tout au tout.

Paradoxalement, l'irruption du cancer dans ma vie m'a mise dans un état de disponibilité à moi-même comme je n'en avais jamais connu.

Catherine, le cancer, le travail - et moi dans tout cela ? A aucun moment – je n'ai (ne m'accorde pas ?) le temps, ni la disponibilité de m'occuper de moi – même pas la nuit, où, pour la première fois de ma vie, je n'arrive pas à dormir.

Je ne sais plus quand Andreas m'a dit ou à quel moment j'ai découvert qu'il passait de longs moments la nuit à jouer au Scrabble contre lui-même, seul moyen pour lui d'arrêter de penser en fait.

Moi, jouer au Scrabble contre moi-même ? Je ne joue en gros jamais à ce truc. Alors comment et pourquoi ? Un soir, en tournant en rond entre le cancer, Catherine, le boulot, moi, le cancer, le fric, le cancer, etc., je n'ai plus trouvé de livre « facile » dans notre bibliothèque. Alors, dans un placard, j'ai trouvé les jeux miniatures de vacances, et, parmi eux, un scrabble de voyage…

L'exercice de prendre le recul nécessaire pour regarder chacun de « mes » deux chevalets, de l'analyser, de trouver la meilleure solution pour ce chevalet sans tricher contre moi-même (ça fait franchement bizarre d'écrire ces mots), m'a permis d'abord d'occuper mon esprit, ensuite de le vider et pour finir de m'endormir. Ce n'était certainement pas le truc optimal, surtout que la phase « m'endormir » n'arrivait que vers les 3-4 heures du matin. Excellent, car, chaque matin, je partais très tôt au travail pour pouvoir rentrer tôt…

UNITE DE LIEU, UN SEUL PERSONNAGE,
AUTRE TEMPS
Mars à juin 2004

Etre contrainte de ne plus rien faire, cela paraît lourd, mais c'est justement cette immobilité forcée qui m'a donné une nouvelle disponibilité à moi-même. Apprécier le fait d'être là, tout simplement vivante, quand bien même malade.

Notre appartement est devenu mon unique lieu d'expérience au quotidien et j'ai pu d'autant plus en savourer la qualité apaisante. Moi dont les semaines étaient jusque là rythmées par de nombreux va et vient et activités, je me déplaçais maintenant principalement de mon lit au canapé du salon. Ces quelques petits mètres constituaient une distance à franchir.

Depuis mon enfance j'ai toujours beaucoup lu, mais suite à l'opération, je ne pouvais plus tenir un livre entre mes mains dans les premiers mois. Cela accentuait mes douleurs au bras et au sein. Surtout, je n'avais ni l'envie ni l'énergie d'entrer dans d'autres univers que le mien. Je me sentais poussée par une seule nécessité, me centrer en moi-même.

Ce changement m'a beaucoup inquiété, Catherine, dévoreuse de livres, en contact permanent avec notre entourage par téléphone, n'arrive pas à lire et trouve le téléphone « trop fatigant » - C'est dire à quel point elle est fatiguée ! Est-ce normal pour ce type de traitement ?

Passer l'essentiel de mon temps chez moi sans contact avec le monde extérieur, seule en fait, c'était une expérience inédite qui allait petit à petit se déployer dans ma vie de malade.

Nos espaces-temps personnels s'éloignent de plus en plus. Catherine évolue dans un lent continuum rythmé par les soins – de mon côté la vie ne cesse de s'accélérer… Travail, courses, organisation des soins et accompagnement au rendez-vous, cuisine, rangement, courrier non-

traité,… Bref, la course contre la montre sous toujours plus de pression – par la force des choses nous vivons l'un à côté de l'autre. Faire ensemble ? – impossible ! Partager ? – difficile !

TRANSFORMATION DE NOTRE LIEU DE VIE
Mars à août 2004

Après l'arrivée de la chimiothérapie dans notre vie, notre appartement se transforme de plus en plus en un lieu de soins. Des médicaments allopathiques et homéopathiques, crèmes, compléments alimentaires, eaux surminéralisées, piqûres, seringues,… envahissent tous les espaces disponibles de la salle de bains et de la cuisine, jusque dans le frigo.

Des objets nouveaux entrent dans notre vie ; qui aurait pensé avoir un porte-perruque dans sa chambre un jour ?

Le plus gros de l'espace libre de notre salon est maintenant occupé par le canapé-lit ouvert en permanence.

Du canapé, j'ai vue sur le petit monde de nos plantes vertes qui forment un microcosme solidaire et bien vivant dans le salon. Au fil des semaines, par la fenêtre, je vais assister au réveil progressif des narcisses sur le balcon : ma manière de vivre l'arrivée du printemps.

A contempler du sixième étage le passage des nuages, j'ai fait de jolis voyages immobiles. Et puis cet hiver là, j'ai reçu de la part des collègues de mon département, une belle composition de fleurs et plantes dans un grand panier d'osier.

Le clou en était un jasmin, installé dès le printemps sur le balcon. J'ai pu, au fil des jours, assister à la croissance de ses fleurs, voir leur teinte glisser du rose au blanc crème avant de nous révéler leur parfum.

Le bureau devient rapidement inutilisable – le courrier que je n'arrive pas à classer et plus généralement tous les objets que je n'ai pas le temps de ranger s'y entassent.

Ce qui me manque avec toutes ces transformations est un endroit « chez moi » où je puisse me ressourcer, où je puisse, ne serait-ce que pour un instant, essayer d'oublier la maladie.

Tout l'attirail médical devient partie intégrante de mon nouveau quotidien et il ne me dérange pas, au contraire il me rassure. En fait, je ne me souviens pas d'avoir mis les pieds dans le bureau pendant tout le temps du traitement.

Je réalise que j'étais fort peu consciente de l'endroit où se trouvait Andreas quand je n'y étais pas moi-même et de ce qu'il faisait. Comment l'aurais-je su ? Je passais l'essentiel de mon temps allongée, à me reposer ou dormir, dans la chambre ou dans le salon.

Ce qui comptait pour moi dans notre appartement, c'était de me baigner dans sa tranquillité, sa luminosité, de me sentir proche des plantes de notre salon qui sont devenues des compagnes à part entière.

Chaque jour, j'observais la palette des verts et les jeux de lumière sur les feuilles naissantes ou déjà épanouies, je voyageais au fil des heures dans le lent parcours du soleil grignotant les ombres du salon. Le temps passant, j'ai réalisé que j'étais moi-aussi abreuvée et nourrie par la lumière.

Pour moi, ce n'était plus ce doux « home cosy castle », c'était devenu un lieu de soins.

BAISSE DE L'IMMUNITE
Mars à août 2004

Qu'est-ce que cela a signifié pour moi, une malade traitée par chimiothérapie ?

Outre le risque de voir un simple rhume dégénérer en bronchite, c'est se sentir potentiellement contaminable dans les lieux publics, se sentir potentiellement exposée au moindre éternuement d'un voyageur dans le bus ou d'un chauffeur de taxi, car je ne pouvais plus me déplacer en métro.

Ne plus pouvoir monter quelques marches sans se retrouver sans souffle, consciente de l'accélération des battements de mon cœur. Se sentir de façon quasi-permanente trop fatiguée, ressentir qu'on a perdu sa résistance, y compris nerveuse. Comment ne pas se sentir malade, même si on a été averti qu'il s'agit là des effets du traitement ?

DU RECONFORT DANS LE JARDIN
Avril-juin 2004

Quand les températures sont devenues plus clémentes, nous sommes allés une première fois en avril à la campagne chez mes parents, à 70 kms de Paris dans les Yvelines. Dans ce jardin que j'aime, la beauté m'a baignée de son calme. Les couleurs vives du printemps, les senteurs révélées par le soleil m'ont aidée à me retrouver. Ces journées-là gardent un goût particulier pour moi, un nouveau cycle commençait son déploiement à l'extérieur de moi. Il est vrai que je ne pouvais m'empêcher de m'interroger dans l'intimité de ce jardin dont le rythme des saisons m'était si familier : « Pourrai-je revoir année après année le printemps renaître ici ? ». Forcée d'être en retrait, je m'essoufflais si vite au bout de quelques pas au jardin, que je m'éloignais très peu de la maison. Ce contact avec la montée en puissance du printemps a insufflé une nouvelle énergie dans mon univers de malade et m'a fait beaucoup de bien.

Après un premier moment de calme dans la sérénité et la beauté du jardin, je me suis lancé dans un grand nettoyage de printemps. Travailler la terre, prendre soin des plantes, me dépenser physiquement, tout cela m'a permis d'éliminer un peu du stress de ces derniers mois.

Pendant le printemps et le début de l'été nous avons profité de quelques moments où Catherine n'allait pas trop mal entre les chimios pour nous installer à la campagne. Catherine au repos dans ce lieu de calme et moi faisant l'aller-retour quotidien pour me rendre au travail. Malgré ces 130 km associés à des départs avant 6h30 pour éviter les embouteillages, je dirais que ces courts séjours m'ont fait beaucoup de bien.

DE LA BEAUTE DU QUOTIDIEN
Mars à août 2004

De toutes les activités que j'aimais à faire chez moi, seule l'écoute de la musique, et encore uniquement la musique classique douce, trouve encore sa place dans mon nouveau quotidien. Parfois, quelques poèmes aussi. Je proscris la radio, c'était chose faite pour la télévision depuis un moment déjà, et surtout, j'évite les nouvelles du monde. Toutes ces informations éminemment pessimistes ne peuvent répondre à mon besoin vital de ressourcement.

Petit à petit, il devient clair pour moi que j'ai certains devoirs envers moi-même. Pour battre le cancer, la voie la plus appropriée et la plus nourricière à mon propre égard est le contact avec la beauté du quotidien, source de joie quasi inépuisable pour qui laisse un rythme différent s'installer.

Dans un premier temps, j'ai essayé de pousser Catherine à s'intéresser à plein de choses, de la distraire. J'ai mis du temps pour comprendre et accepter à quel point il était important pour elle d'être seule, simplement avec elle-même, à ne rien faire.

Faire très peu, se laisser aller à regarder autour de soi et découvrir autre chose.

On m'a souvent demandé « Mais tu ne t'ennuies pas à ne rien faire ? »Des heures entières passées sur le canapé du salon exposé sud sud-ouest.

Absorbée par les jeux de lumière sur le parquet, par les reflets sur le plafond, captivée par la façon unique dont chaque plante absorbe la lumière. Confortablement allongée, j'attendais avec impatience le moment où la lumière du soleil viendrait caresser d'abord mes chevilles, puis mes jambes et enfin bercer tout mon corps. Un monde de sensations visuelles et corporelles s'est ouvert à moi et j'ai eu la grande chance d'y trouver un formidable réconfort.

Un espace-temps dans lequel je pouvais arrêter de penser, sans souci, plongée dans le ressenti.

Absorbée dans mes sensations et en même temps observatrice, je retrouvais mon unité. Je n'étais plus une femme blessée, mes bleus à l'âme et au corps se dissolvaient dans l'océan de mes perceptions. Un bonheur !

DES SOUS
Mai 2004

Et puis arrivent les problèmes d'argent. Remboursement des prises en charge qui traînent un peu parfois, de nombreux traitements complémentaires, se faire plaisir comme on peut en des temps difficiles, tout cela se traduit par beaucoup de sommes moyennes qui s'accumulent.

Nous avons la chance d'avoir une très bonne mutuelle, une excellente prévoyance et de gagner correctement notre vie. Mais, tout de même, j'ai fini par prendre un crédit conséquent, tant pis, ce n'est pas le moment de se soucier du compte courant. Nous avons la chance de pouvoir le faire. Cancer oblige, Catherine ne pouvait être co-emprunteuse. Décidemment cette maladie fait peur, même aux banques/assurances.

EXPERIENCE(S) RADIO
Juillet - août 2004

Le rythme des six séances de chimiothérapie, suivies de phases de récupération et de semaines d'un répit tout relatif, est enfin derrière nous. En fait, après la troisième séance de traitement, la forme de Catherine n'est plus remontée – Catherine est épuisée malgré les piqûres d'EPO et autres soins de confort. C'est dans cet état qu'elle commence la radiothérapie – un long tunnel de traitements et déplacements quotidiens.

La radiothérapie que j'ai suivie, c'était un traitement de 6 semaines à raison d'une séance de rayons quotidienne sans interruption sauf pendant le week-end.

TREVE
Juin 2004

Entre la fin de la chimiothérapie et le début de la radiothérapie, j'obtiens une semaine de pause de tout traitement pour aller au mariage d'un de mes cousins en Val de Loire.

Afin de pouvoir commencer les séances dès notre retour le lundi suivant, je dois me faire tatouer les zones à irradier juste avant de partir. Mon souci du moment, et comme ce fut doux d'avoir un souci aussi futile, c'était que les tatouages ne se voient pas dans mon décolleté.

Là, Catherine minimise les problèmes liés à notre préparation pour ce mariage : c'était en fait un grand mariage – toute une branche de la famille et plein de gens inconnus dans un très beau cadre. L'idée de sortir « *en grande pompe* » dans son état post-chimio nous travaille pendant un bon moment. Trouver une tenue adaptée, un style qui va avec la perruque, un maquillage compatible avec la pâleur de sa peau,… Pour ce jour de joie, nous n'avons pas envie de susciter la compassion – c'est un jour de fête !

Nous préparer à un événement aussi positif nous porte pendant les quelques semaines le précédant. Et puis, le résultat y était, Catherine était très belle… « Effet secondaire » auquel nous n'avions pas pensé : une bonne partie de la famille semble rassurée. « Elle a l'air en forme Catherine, non ? Oui – elle en a l'air… le temps d'un beau week-end de trêve…

Me préparer à quelque chose d'aussi joyeux à la fin de la chimiothérapie m'a fait beaucoup de bien, cela m'a extraite de l'univers de la maladie. Une fois sur place, je me suis sentie quelque peu décalée à certains moments, mais j'étais ravie d'être de la noce.

Il faut savoir que pour tenir le choc à ce mariage, nous étions partis dès la veille pour dormir sur place. Cela m'a permis de me reposer jusqu'à la cérémonie à la mairie. Ensuite, j'étais retournée m'allonger jusqu'au cocktail. Ce fut une belle soirée très réussie, mais où nous n'avons pas pu nous éterniser, une fois le repas terminé.

Ce jour là, la lumière des bords de Loire m'a enveloppée de sa douceur. Je crois que ma tenue inspirée du kimono me faisait le même effet.

Un autre quotidien
Juin-juillet 2004

Pour aller tous les jours à la clinique à Boulogne, je prenais ces taxis spéciaux qui assurent le transport des patients entre leur domicile et leur lieu de traitement. La distraction de ces « sorties » un peu particulières est vite devenue : « Quel sera le chauffeur qui m'y amènera aujourd'hui, lequel me ramènera ? » Serait-ce Lionel, avec qui je discutais musique : tout comme moi, il adorait les Doobie Brothers, tant et si bien que pour mes trajets dans sa voiture, j'ai fini par amener mon double CD des DB. Que de joie partagée sur le périphérique !

La bienveillance et la gentillesse des personnes qui ont marqué le quotidien de Catherine pendant la radiothérapie l'ont beaucoup aidée à traverser cette période de traitement. Merci.

Après cette goutte de vie sociale, je me retrouvais chaque jour dans la chaleur étouffante de la salle d'attente où, dans la mesure du possible, j'évitais les longs exposés détaillés de leurs divers traitements que faisaient certains malades. Visiblement très déprimés par leur épreuve, ils confiaient là leurs angoisses, mais comment les entendre ?

Ecouter les autres patients raconter leurs souffrances, cela me plombait littéralement. Pendant cette dernière phase du traitement, j'étais encore plus centrée sur moi-même pour garder mes forces.

Chaque jour, je déployais beaucoup d'énergie pour garder mon cap, atteindre la fin du traitement sans craquer, car je n'en pouvais plus. Ce qui me gênait, je crois, dans ces confidences faites au hasard des salles d'attente, c'est que je sentais qu'elles n'étaient pas à leur place à cet endroit là, elles manquaient cruellement d'un cadre et ne pouvaient éclairer personne, bien au contraire.

Aujourd'hui, je me dis que des permanences d'accueil tenues par des psycho-oncologues dans ces lieux de traitement pourraient aider à rompre l'isolement de certains malades.

Quand il n'y avait pas trop d'attente, je me réjouissais car j'allais vite rentrer chez moi et retrouver mon havre de paix où tous les jours, après la radiothérapie, j'étais accablée par une lourde fatigue. Elle n'a fait que s'accentuer au fil des semaines. Heureusement, parallèlement, la chimio s'éloignant, je retrouvais du goût à manger et un soupçon de duvet apparaissait sur mon crâne. Cela m'a donné du courage…

Ce qui était dur à accepter était le double mouvement contradictoire : d'une part certains effets secondaires de la chimio s'estompaient, mais d'autre part ceux de la radiothérapie s'installaient et s'intensifiaient. Et parmi eux, de plus en plus de fatigue.

BOUT DU TUNNEL
Juillet 2004

A chacune des séances quotidiennes de radiothérapie, la fin du traitement se rapprochait. Cela me donnait du courage pour supporter les brûlures que le traitement a entraînées après une quinzaine de séances. Elles s'intensifiaient chaque jour et tout cela par une franche canicule de juillet !

Je ne louerai jamais assez les bienfaits de la Biafine, pommade très efficace contre les brûlures, dont je me suis allègrement badigeonnée après les séances et au-delà du traitement, jusqu'à ce que les brûlures externes disparaissent au bout de quelques semaines.

Le rythme du traitement a fait qu'une véritable routine s'est installée. Les jours se ressemblaient à très peu d'exceptions près. Nous avons commencé à introduire quelques plaisirs retrouvés dans ce quotidien – le temps d'un séjour de très bon amis allemands par exemple, des visites touristiques à petit rythme et surtout un excellent restaurant où nous étions tous hilares pendant toute une soirée.

Nous avons avancé à petits pas et comme nous voyions la fin du traitement approcher, nous ne nous sommes pas rendu compte à la fin juil-

let, *qu'au fond, notre forme était toujours sur une pente descendante.*

La visite de ce couple d'amis chez nous n'a pas été simple car notre intérieur et notre organisation tournait toujours autour de la maladie.

Pour pouvoir sortir avec eux, il fallait que je puisse me reposer avant et après, que je porte un chapeau, de la crème pour m'abriter du soleil et des lunettes pour protéger mes yeux. Pendant les visites, il me fallait m'asseoir très régulièrement pour me reposer.

Cela me coûtait d'affronter l'extérieur, et la chaleur mais j'étais si contente de voir nos amis venus de l'étranger ! Comme c'était bon de retrouver quelque chose de mon ancienne vie !

Cette soirée passée au restaurant avec eux et une amie proche qui les connaissait bien, garde une place bien spéciale dans ma mémoire. Cela faisait si longtemps que nous n'avions pas ri en bonne compagnie !

AU FIL DES TRAITEMENTS

Pendant ces 8 longs mois, tant de choses ont changé : notre relation de couple, nos rôles sociaux, nos intérêts, nos questionnements,… Progressivement mais sûrement pour les uns, très brusquement pour les autres.

FEMME BLESSEE

Comment faire face à tous les traumatismes qui s'accumulaient depuis la première annonce ?

J'éprouvais un immense besoin de prendre grand soin de moi, de me ménager, de me faire du bien, de me protéger. C'était comme si chaque nouveau choc, et ils étaient nombreux, me poussait à réparer, à ma manière, ce qui était blessé en moi en m'accordant toute mon attention pour y parvenir.

Ce mouvement vers moi-même s'est, de fait, complètement substitué à ma vie sociale. Me recentrer, être disponible à moi-même, prendre le soin d'accueillir mes émotions et de les ressentir. Petit à petit la trame de mon nouveau quotidien s'est ainsi mise en place et m'a aidée à mieux me connaître.

Du Desir

Rien n'est moins sexy que les effets de la chimiothérapie.

Rien à ajouter en dehors de Libido = 0…

Avoir un cancer, un cancer du sein, un cancer en mon sein, dans mon corps. L'opération, la pose du cathéter, les séances de chimiothérapie puis les séances de rayons, une coalition d'actes chirurgicaux et de produits transfusés que je sens s'accumuler en moi et qui me transforment de l'intérieur. Des tensions se créent, mon corps se raidit, j'ai la sensation de devenir cassable.

Pas étonnant que j'explore avec appréhension quels micromouvements sont indolores ou pas, je n'avais jusque là jamais réalisé combien, quand une partie du corps est douloureuse, c'est tout le corps qui est exposé à la douleur.

Suite à l'opération, du jour au lendemain, j'ai dû faire attention au moindre de mes gestes. Au quotidien, sans maladie, nous vivons sans réaliser à quel point notre corps qui fonctionne est étonnant d'efficacité, une évidence de perfection.

D'un seul coup, j'ai perdu la douceur et la légèreté dans mon corps. Toucher, être touchée, désirer l'autre, m'abandonner au plaisir des sens, c'était devenu impossible ! J'étais sonnée, fatiguée, déprimée, saturée de sensations pénibles. Dans mon corps malade le plaisir ne trouvait pas de place. J'étais une autre.

Comme si faire le deuil de ma bonne santé n'était pas assez rude, il fallait en plus que j'accepte de ne plus faire l'amour !

Heureusement, avec Andreas, nous partagions la chaleur des mots, la tendresse de nos regards, la douceur de certains silences, nous nous aimions.

DU MYSTERE

L'extrémité et la cruauté des situations nous ont fait découvrir les recoins et retranchements de la personnalité psychique et physique de l'autre. La complicité et l'amour s'en trouvent renforcés. Mais le mystère de l'autre est, en grande partie, dévoilé.

Le mystère de l'autre, c'est sûr, en prend un sacré coup et la crudité des effets du traitement fait tomber les doux clairs-obscurs du romantisme. La relation y gagne en transparence, car c'est comme parcourir en quelques mois quelques années de vie commune, mais la difficulté, c'est qu'on n'a rien demandé…

Des gestes de tendresse, jusqu'alors évidents mais désormais pénibles voire impossibles, nous renvoient au cancer. Ne plus pouvoir simplement prendre l'autre dans ses bras ou chercher le réconfort dans les bras de l'autre, c'est très rude.

Accompagner

Quel drôle de rôle, riche et ingrat en même temps ! Je n'ai pas réalisé combien c'était difficile d'accompagner pendant que j'accompagnais. En le faisant, cela m'a paru « normal », « naturel », « évident »… Une fois la nouvelle de la maladie de Catherine acceptée, nous sommes rentrés dans un long tunnel. Pendant ce passage, j'ai dû prendre tout en main.

Tout ? La gestion habituelle du quotidien d'un couple, plus la gestion de la maladie, plus la gestion des problèmes non-médicaux que génère la maladie (administratif, argent, relationnel, etc.), plus la gestion des problèmes que génère le traitement (nourriture, déplacement, effets secondaires…), plus la gestion des membres de la famille et des amis qui ne savent pas faire face à la maladie, etc., etc.

Et en plus, la vie continue, donc le travail n'en devient pas moins prenant.

Garder son optimisme, rassurer, se mettre au service 24 heures sur 24 et 7 jours sur 7, voilà des choses qui semblent bien difficiles dans de telles conditions. Mais, comme la vie est bien faite, on fait tout cela sans trop de problèmes. On est dedans, on n'a pas le choix, donc on fait.

Et puis, arriva le jour où ça allait mieux. Pour Catherine.

Et là, tout lâche, et la fatigue ressort. Tirer en permanence sur la ficelle pendant une année – ça finit par se manifester. J'ai réalisé que cela faisait une éternité que je n'avais pas vraiment dormi – toutes ces nuits passées à lire des livres « légers », à jouer au Scrabble contre moi-même, à surfer sur le web,… à réaliser qu'en un an, j'avais pris exactement une demi-journée pour moi-même.

Autre problème : la personne qui accompagne, manque nettement de compréhension et de soutien. Peu de gens se rendent compte de ce que cela veut dire. Naturellement, et heureuse-

ment, l'entourage se focalise sur le soutien de la personne malade. L'ignorance peut aller loin : « Pourquoi est-il fatigué ? », répond une amie à Catherine à qui elle confiait mon état d'épuisement…

En bref, accompagner, ce n'est pas facile ; quand on accompagne, on manque d'accompagnement…

C'est une expérience forte, riche d'enseignements, sur soi-même, sur la valeur réelle des choses, sur le genre humain. Et l'activisme dans lequel on est lancé aide à ne pas se poser trop de questions, à ne pas trop s'inquiéter, à…

Aujourd'hui, je pense, que j'ai trop ménagé tout notre entourage – famille, amis, collègues. Il est normal de protéger la personne accompagnée, il est normal de se mettre au second plan par rapport à elle ; mais il n'y a pas vraiment de raison de protéger et d'encourager tout le monde. Pourtant, face à une demande forte, on se prête naturellement au jeu.

Partager

En temps normal, nous sommes un couple qui partage beaucoup – expériences, goûts, intérêts, joies, craintes et bien d'autres choses dont l'amour est fait.

Pendant tous ces mois, il a été difficile, voire pour certaines choses, impossible de partager. Nous n'étions pas dans le même espace-temps, nous ne nous nourrissions pas des mêmes choses et nos doutes, craintes et questionnements n'étaient pas les mêmes. Tout en traversant cette période difficile ensemble, nous avons vécu deux réalités très différentes bien qu'elles aient été reliées et parallèles.

Nous ne partagions effectivement plus tout à fait la vie de l'autre, nous avions des rythmes différents, et je confiais beaucoup plus de mes craintes à Andreas qu'il ne pouvait lui-même le faire.

Qu'avons-nous en fait échangé, partagé ? – Qu'une partie de nos inquiétudes, mais pas le travail, ni les soucis quotidiens, d'argent et autres. L'actualité du monde ne nous intéressait plus, nous ne lisions plus (moi un peu mais uniquement des lectures légères donc pas sujets à discussion), pas de cinéma, théâtre, expos, voyages, randonnées, bains de mer, balades à vélo, repas, vins…

Alors quoi ? Le rire, en regardant les sketchs de Coluche en boucle. Et aussi, environ dix fois « Some like it hot »[1]… et tout un tas de comédies américaines plus ou moins intelligentes, mais toujours drôles. Merci aux DVDs d'Hollywood !

Ils nous ont permis de quitter notre réalité trop lourde, ensemble.

J'ai quand même un faible pour nos crises de fou-rire devant le sketch de Coluche « Le cancer du bras droit », même si cela peut paraître surprenant !

Moi aussi.

---

[1] « Certains l'aiment chaud » de Billy Wilder

Quand j'ai pu réutiliser mon bras droit, j'ai commencé à écrire pour moi-même. Ecrire, poser sur le papier tout ce que je traversais m'a permis de mieux entrer en contact avec mes états intérieurs. L'écriture m'a mis du baume à l'âme face à la violence de ce que je vivais. Grâce à elle, j'ai pu me relier à la douceur des moments d'harmonie que j'ai connus dans ma solitude.

J'ai éprouvé le besoin de lire certains de mes textes à Andreas. Je savais que c'était important pour lui, il lui tenait à cœur de comprendre ce que je vivais.

De l'Aide

En temps normal, Catherine et moi sommes des personnes plutôt, voire très autonomes. Accepter d'avoir besoin d'aide en tout et pour tout a été une des grandes leçons de cette maladie. J'ai dressé après coup la liste de l'équipe…

1 oncologue, 2 gynécologues, 1 chirurgien, 2 anesthésistes, divers spécialistes radiologues, de nombreux infirmier(ière)s, 1 ostéopathe, 2 naturopathes, 1 kiné, 1 généraliste, 1 généraliste homéopathe, 1 homéopathe spécialiste de l'accompagnement des maladies graves, 1 psychothérapeute, 2 laboratoires d'analyses, 1 taxi-ambulance, deux anges secrétaires médicales, 1 dermatologue, L'équipe d'1 pharmacie, 1 association d'accompagnement du cancer, 1 femme de ménage, 1 banquier, quelques bons amis... En tout, une petite trentaine de personnes font partie de notre nouveau rythme, certains au quotidien, d'autres selon les traitements.

Aujourd'hui, je trouve que cela fait beaucoup, mais chacune de ces personnes a apporté son grain. Malade ou accompagnant, on a besoin de tant de choses dans cette situation – savoir, comprendre, être soulagé, être accompagné, être rassuré, anticiper,... Heureusement que nous avons pu nous faire assister autant !

Cette liste est impressionnante mais évidemment, mes besoins en différents médecins spécialistes et thérapeutes ne sont pas apparus simultanément, mais au fur et à mesure de l'avancement des traitements et de leurs effets secondaires. Certains de ceux-ci, d'ailleurs, ne sont survenus qu'une fois les traitements de chimiothérapie et de radiothérapie terminés.

TISSER DES FORCES

Fin janvier 2004, juste avant la première chimiothérapie, j'ai ressenti une forte envie : réaliser un canevas. Mon bras droit, à quelques semaines de l'intervention, me faisait toujours mal, mais comme j'ai la chance d'être gauchère, je me suis réjouie de pouvoir me mettre à l'œuvre sans éprouver de douleur.

Voir Catherine se mettre à cet ouvrage m'a d'abord beaucoup surpris – il faut dire qu'en plus d'une douzaine d'années de vie commune, je ne l'avais jamais vue pratiquer ce type de loisir. Au bout de quelque temps, j'ai réalisé à quel point cela correspondait à des moments d'introspection et de calme importants pour elle.

En me consacrant, cette année là, à cet ouvrage aux motifs de coquelicots épanouis, j'ai tissé bien plus que des fleurs. Point après point, semaine après semaine, j'ai reconstruit symboliquement mes tissus intérieurs meurtris, j'ai comme pansé mes blessures intérieures.

En voyant naître sous mes yeux feuillages puis fleurs, j'ai pris conscience de leur fragilité en même temps que de la mienne, de leur force en même temps que de la mienne, du plaisir à contempler la beauté sous toutes ses formes, de la beauté à être moi, Catherine, vivante.

Maladie ou traitement ?

C'est une question très spéciale, qui contribue, d'après-moi, grandement à la difficulté rencontrée par beaucoup de gens à bien cerner cette drôle de maladie qu'est le cancer.

Si on a, comme Catherine, la chance que le cancer soit pris en main assez tôt dans son évolution, en fait, on « n'a jamais été malade » – on est en fait « en parfaite santé » en l'absence de symptômes. Et, tout d'un coup, commencent une prise en charge médicale lourde et un traitement qui par ses effets secondaires « rend malade ».

Ce sentiment est omniprésent pendant les 6 fois 3 semaines que dure la chimiothérapie de Catherine. Un rythme s'est installé : traitement – 1 semaine très difficile, 1 semaine de lente récupération, 1 semaine pas trop mal. Et puis arrive le traitement suivant, qu'on craint de plus en plus car, à chaque fois, Catherine plonge plus bas et, chaque fois, la remontée est plus longue. Au bout de 3 traitements, la semaine « pas trop mal » n'existe plus. A chaque séance, je dois puiser de plus en plus profond dans mes ressources pour arriver à assumer l'accompagnement. Progressivement, moi aussi, je m'épuise.

Il est, dans ces circonstances, pas facile de toujours voir le cancer, et non pas le traitement, comme « la maladie ». Or, c'est crucial pour comprendre correctement l'épreuve à traverser.

Qu'est-ce qui relève du traitement, qu'est-ce qui relève du cancer, qu'est-ce qui relève de l'état post-opératoire, j'avoue qu'une fois plongée dans divers états de mal-être, il est difficile de faire la part des choses. On subit ces états sachant qu'on doit en passer par là pour mettre toutes les chances de guérison de son côté. J'ai simplement essayé de les supporter au mieux, mais cela n'avait rien d'évident.

Bien sûr, j'ai traversé des moments difficiles de découragement, colère, doute, mais connaître dès le départ les échéances du traitement m'a beaucoup aidée. Après la troisième chimio quand le temps a commencé à compter double, c'était rassurant de savoir que ce traitement avait un terme.

RECONQUETE D'UNE NORMALITE
Août 2004 – septembre 2009

Une fois le traitement terminé émerge une question essentielle : et maintenant ?

RETROUVER UNE FORME
Août 2004

Pas si évident. A la fin de ces 7 mois d'interventions, de chimio et de radiothérapie, Catherine n'a plus d'énergie, plus de souffle et plus de muscles. Moi, je suis épuisé. En tout et pour tout, il nous a bien fallu un an et demi de petits voyages réguliers et de grandes vacances ressourçantes – thermalisme, petites randon-

nées tranquilles et beaucoup de repos – avant de réellement pouvoir dire : oui, je me sens bien.

A l'issue de ces sept mois, état des lieux : raideurs articulaires, système digestif totalement hors circuit, estomac assisté par les médicaments pour gérer reflux et gastrite. Je ne pouvais faire quelques pas sans avoir l'impression de fournir un effort phénoménal, la peau sur tout mon corps était desséchée, toutes les zones irradiées du sein et du thorax étaient brûlées, mes cheveux et mon système pileux étaient aux abonnés absents, mes yeux restaient hypersensibles à la lumière du jour et plus encore au soleil, bref, le traitement était terminé et moi j'étais HS ! J'en étais là quand nous sommes partis en vacances…

NOS PREMIERES VACANCES
Août 2004

Le traitement de Catherine prend fin début août. Dès le lendemain nous mettons le cap sur le Pays Basque avec toute une série de nuitées en route. Nous voyageons par petits bouts, des arrivées tôt dans la journée et de longues siestes s'imposent.

Sieste ? Cela fait penser à un doux farniente. En fait, nous tombions de sommeil dès notre arrivée vers trois heures de l'après-midi et dormions jusqu'au dîner.

Un séjour tranquille au Pays Basque, une remontée lente vers la Bretagne et quelques 4 semaines plus tard, retour à Paris.

Tranquille, tranquille, pas si tranquille que ça, quand j'étais en contact avec des inconnus ! Comme il était difficile de sentir leur regard posé sur moi !

Dans la chambre d'hôtes où nous avons séjourné au Pays Basque, nous prenions évidemment nos repas en commun avec toute la maisonnée et, paradoxalement, la légèreté estivale régnante me pesait et m'isolait.

Pour pouvoir me baigner en toute tranquillité, je devais choisir les moments où il n'y avait personne ou peu de monde à la piscine. Je ne supportais pas l'exposition au soleil et portais en permanence un bandana en guise de couvre-chef (mes cheveux n'avaient pas encore repoussé). A mon grand regret, les bains se devaient d'être courts. Je ressentais une grande frustration à ne pouvoir me laisser aller à plus d'insouciance, et j'en souffrais. J'en souffrais d'autant plus que j'essayais de donner le change et bien évidemment je n'y suis pas vraiment parvenue. A bien y réfléchir, je crois que le porte-perruque oublié sur la table de nuit à la fin du séjour, était un message à l'intention de nos hôtes.

Pendant tout ce voyage, je suis renvoyé à la fragilité de Catherine et à l'habitude que j'ai prise de la voir fragile et malade. Je ressens en permanence le besoin d'être à ses côtés et de l'assister. Le voyage passe et vers la fin, je me rends compte que je suis toujours aussi fatigué qu'au début. L'année de travail allait être rude.

Une amie très proche et d'un énorme soutien pendant ces derniers mois, nous a rejoints au Pays Basque. Nous avons l'habitude de randonner ensemble et un soir nous fêtons par un grand repas l'accomplissement du jour : 1,5 km aller-retour dans une belle vallée sauvage… en 2 heures… A la fin des vacances, Catherine arrive à faire des petites balades en bord de mer, à un rythme très lent, mais sans trop d'autres difficultés.

ETRE ENTENDUE
Octobre 2004 – juin 2008

C'est en juillet 2004, vers la fin de la radiothérapie, que j'ai découvert l'existence de l'association « Psychisme et Cancer », totalement par hasard. Tout simplement, en passant à pied devant son lieu d'accueil. Je m'y suis rendue deux mois plus tard. Dès ma première visite, cette association a joué un rôle essentiel dans ma relation au cancer. La première chose qui m'a frappée, c'est la qualité de l'écoute qui semblait, dans ce lieu, couler de source entre personnes connaissant le cancer de l'intérieur.

La parole, pour chaque visiteur, était à la fois libre et encadrée par les trois accueillants. Dans cette association, les animateurs/trices ont la particularité d'avoir été atteint(e)s d'un cancer et d'avoir fait un travail analytique.

Ceci permettait aux échanges d'aborder, avec souvent une incroyable aisance, l'essentiel. Les heures passées là à explorer ces zones frontières entre goût de la vie, difficultés à vivre le cancer, peur de la mort et espoir vivace, nous nourrissaient. En fait, elles répondaient pleinement à mon besoin d'une compréhension plus large de cette maladie.

Ces échanges entre malades et accueillants faisaient écho en nous, parfois sur le champ, parfois plus tard et certains de ces moments partagés se sont inscrits en moi et m'éclairent toujours.

A ma première visite, un mardi après-midi, j'ai rencontré le groupe d'écoute encadré à ce moment là par Joseph, psychanalyste et deux animatrices, « les deux Michelle ».

J'ai trouvé là un groupe qui m'accueillait telle que j'étais : une femme atteinte d'un cancer, certes, mais qui ne pouvait être réduite à sa seule condition de malade. Au sein de ce groupe, je retrouvais ma globalité, ma capacité à être complètement moi-même avec d'autres.

En effet, une des choses difficiles à accepter était que la plupart des gens ne semblaient plus voir que la maladie. Alors que Catherine a toujours su rester Catherine. Même pendant les moments les plus durs du traitement.

Quelques temps après la fin du traitement, Catherine découvre cette association qui allait marquer cette période de reconstruction de nous-mêmes. Dès sa première visite, je sens le changement dans sa manière de vivre cette épreuve. Partager, être non seulement écoutée mais pleinement comprise ont, pour autant que je puisse en juger, libéré quelque chose en Catherine.

Dans ce lieu où chacun pouvait venir librement pendant un temps de permanence fixe, au fil des semaines puis des mois, j'ai progressivement apprivoisé le cancer dans ma vie.

Un jour, je me suis joint au groupe à la fin d'une séance et j'en ai bien ressenti les bienfaits immédiats. A quand un espace de partage entre accompagnant(e)s ?

C'est au sein de ce groupe d'échange, parallèlement au travail psychothérapeutique que je menais, que mon attitude vis-à-vis du cancer dans ma vie a évolué.

QUESTIONNER
Février– septembre 2005

Quand la question « et maintenant ? » se pose quelques mois après la fin du traitement, elle va bien au-delà de comment retrouver une « normalité ». En fait se pose la question de « quelle normalité » : changer de vie, changer de profession, reprendre le travail, à quel rythme…

Au fond c'est un moment qui se prête aux grands changements, mais en ce qui me concerne, l'énergie nécessaire pour changer de métier et de vie n'y était pas. Alors, je me suis lancé dans un grand nombre de nouveaux projets dans mon cadre habituel de travail – cela me semble avoir été un bon compromis.

Restaurer l'image de l'autre
Février 2005 – juillet 2007

Pour moi, l'une des étapes difficiles a été d'intégrer, le moment venu, que Catherine n'était plus la personne fragile et physiquement diminuée par tous ces mois de traitements. Je crois que je n'ai vraiment franchi ce pas que trois ans après le traitement, pendant une grande randonnée dans les Alpes italiennes – à la fin d'une très longue montée, nous sommes arrivés à un refuge situé à 3000m d'altitude. Bravo Catherine !

Quoique, au moment où j'écris ces lignes, je me demande s'il n'y a pas encore un petit reste de tout cela dans ma perception de Catherine.

REPRISE DU TRAVAIL
Avril - septembre 2005

J'appréhendais la reprise de travail de Catherine pour plusieurs raisons. Pendant toute sa période d'arrêt maladie, je ne l'avais pas informée de combien la structure dans laquelle nous travaillions tous les deux avait changé. D'une crise de croissance, nous avions basculé dans une crise tout court en très peu de temps, changement de direction, flou d'identité, dégradation de l'atmosphère de travail... L'institution qu'elle allait retrouver n'était décidément plus vraiment la même...

Quand j'avais quitté mon travail pour les vacances de Noël en décembre 2003, je comptais y revenir trois semaines plus tard, mi-janvier 2004. Rien ne me permettait d'imaginer qu'il s'écoulerait un an et huit mois avant mon retour au travail.

Après l'opération, je ne pouvais plus du tout utiliser mon bras droit, je souffrais dès que je bougeai le torse, dans les semaines avant la chimiothérapie je ne pouvais pas supporter de vêtements près du corps. Pendant la chimio et la radiothérapie, les douleurs au sein et au bras ont été supplantées par les difficultés à supporter les effets des traitements et la fatigue qui leur était inhérente. A l'issue des traitements, j'étais comme un vieux bateau drossé depuis des mois sur les récifs. Epuisée, vidée de toute énergie, de tout projet, je ne savais pas combien de temps il me faudrait avant de me sentir à nouveau capable de reprendre un rythme soutenu.

Une fois les traitements terminés, j'ai donc été en arrêt de travail deux fois six mois. Au bout des six premiers mois, je fonctionnais à un rythme très ralenti, je souffrais de troubles du sommeil qui décalaient mon temps de veille. Mon souffle revenait, mais j'avais toujours du mal à me concentrer plus de quelques minutes sur une tâche sans éprouver une fatigue telle que j'étais obligée de m'allonger. Terriblement fatigable, j'avais besoin de faire des sommes à différents moments de la journée. J'étais toujours dans l'incapacité de travailler.

Ne pas pouvoir partager mes soucis professionnels m'a bien pesé.

Ce n'est qu'au cours des six mois suivants, donc un an après l'opération, que j'ai pu petit à petit envisager de reprendre mon travail. Cela ne s'est pas fait sans appréhension. J'avais l'impression qu'un monde me séparait désormais de mon ancien milieu professionnel.

Pour moi cette phase était difficile, Catherine a toujours aimé son travail et de la voir autant douter de sa capacité à y retourner me préoccupait. De mon côté, j'étais convaincu qu'elle allait être de nouveau heureuse dans ses fonctions, à former ses étudiants. Elle en doutait tellement que j'ai dû utiliser toute ma diplomatie dans nos conversations sur ce sujet. De plus, j'étais parfaitement conscient que de toute façon, elle n'avait pas l'énergie de se lancer dans une nouvelle activité.

Certains s'étonnaient des doutes que j'émettais à ce moment là quant à ma capacité à retravailler. Ils m'avaient connue active et enthousiaste auparavant, et pour eux, le travail était un remède toujours gagnant. Je crois qu'ils ne saisissaient tout simplement pas que La question pour moi était : « Où allais-je pouvoir retrouver cette énergie, moi qui en ai tout juste assez pour fonctionner au quotidien chez moi ? »

La solution du mi-temps thérapeutique pour ma reprise du travail s'est petit à petit imposée comme la seule viable pour reprendre mon activité. Néanmoins, il m'en a énormément coûté pendant les six premiers mois de ma reprise. L'essentiel de mon temps non travaillé, je le passais à récupérer, à savoir dormir. J'étais inquiète : comment savoir quand je pourrai retrouver un quotidien rythmé par autre chose que le repos forcé en dehors du travail ?

La longueur de cette phase de récupération était réellement dérangeante. Nous nous demandions souvent combien de temps allait s'écouler avant que Catherine soit de nouveau pétillante. Et, quand on est amené à se poser trop souvent ce type de question, il y a forcément des moments de doute. Des moments difficiles auxquels nous ne nous attendions pas.

Il s'ajoutait à cela les modifications que j'ai trouvées à mon retour au travail. Une collègue et amie avec qui je partageais mon bureau était partie entre-temps à la retraite, ma responsable de longue date prenait sa retraite à la fin de l'année scolaire, sans compter la passe difficile que traversait l'institution. Cela ne m'a pas vraiment aidée à rester calme et sereine.

Après une année scolaire à mi-temps, j'ai donc négocié de travailler aux quatre cinquièmes. J'y suis restée jusqu'à aujourd'hui et cette journée hors travail m'a permis d'aménager ma vie quelque peu différemment.

Cette journée-là a une valeur toute particulière car, dans la mesure du possible, j'essaie de la consacrer à des activités personnelles qui me font du bien.

En y repensant maintenant, je me rends compte à quel point j'étais assaillie de doutes en reprenant le travail. Mais de quoi doutais-je au juste ?

De ne pas être prête. Dans les mois suivant le traitement j'avais compris que la reconstruction de mes forces et réserves se faisait grâce au passage du temps et au repos et non pas par l'exercice de ma volonté. Cette leçon là m'avait été très difficile à accepter, mais il m'a bien fallu admettre que mes forces et réserves s'étaient consumées au feu de la violence physiologique et psychologique de l'épreuve.

Doute de ne pas être capable de tenir face au choc du retour, de ne pas avoir assez d'énergie pour animer des classes et des groupes de jeunes adultes pleins de vie sans y laisser des plumes. Allais-je retrouver un peu de légèreté après la gravité de cette longe période d'introspection ? Je craignais qu'une fois reprise par le tourbillon de l'activité, je ne pourrais plus trouver l'espace et le temps pour me ressourcer. Oui, j'étais fort anxieuse et je savais parfaitement que, de retour au travail, on attendrait de moi que j'assure, point.

D'autres doutes m'ont bien sûr habitée avant de retravailler, n'aurait-il pas fallu plutôt que je passe à autre chose, que je trouve une activité moins mobilisante ?

Une fois les six premiers mois passés, quand les moments les plus difficiles physiquement et moralement ont été derrière moi, j'ai pu vraiment regoûter au plaisir de travailler.

Que d'émotion à me retrouver, à la rentrée d'octobre 2005, face à un groupe de vingt élèves-ingénieurs en dernière année ! Certains m'étaient bien sûr inconnus, mais d'autres avaient été mes étudiants avant le cancer. Et ce matin-là, il m'a paru évident qu'il me fallait leur dire combien cette rentrée était particulière pour moi. Je l'ai fait dans le cadre du début du cours, en anglais, avec une grande émotion. Les étudiants ont accueilli mes paroles avec gravité et après leur avoir témoigné de mon plaisir à reprendre mon activité d'enseignante, nous avons commencé à travailler ensemble. A la fin de ce cours, j'étais soulagée d'avoir pu aller jusqu'au bout de ces trois heures. Mission accomplie ! Je sentais que j'allais retrouver ma place.

Un an plus tard, à la remise des diplômes, un ex-étudiant de ce groupe est venu vers moi pour me témoigner de sa sympathie et m'a dit combien il avait apprécié mon souci d'authenticité à l'égard de son groupe.

Je l'ai remercié, sans pouvoir retenir mon émotion et mes larmes, il les a accueillies tout simplement, ce moment est un souvenir très précieux. Il m'a ensuite présenté à ses parents et son frère, un joli moment partagé.

Finalement je pense que ma reprise, si elle n'a pas été évidente au départ, s'est finalement bien passée sur le moyen terme.

Arreter d'accompagner
Février– décembre 2005

J'ai mis des mois avant de réellement lâcher prise. Pendant longtemps, j'étais là à toujours regarder ce que faisait Catherine, je me demandais à tout instant si elle avait besoin d'aide. L'accepter en tant que personne active de nouveau dans le quotidien n'a pas été facile. Je crois que – au fond – j'étais inquiet de la voir s'occuper d'autre chose que d'elle-même et de sa guérison.

C'est drôle, car pour moi aussi il était capital que je reste à l'écoute de mes besoins et que je me concentre sur tout ce qui favorisait mon propre rétablissement.

PARDONNER
Février 2005– juin 2007

Pardonner est un des grands sujets difficiles de la reprise d'une vie normale. Pardonner à la vie d'avoir imposé cette épreuve. Pardonner à ceux de nos proches qui n'ont pas su, pu soutenir, ou qui n'ont pas pensé que c'était nécessaire de soutenir. Certaines personnes très proches – y compris du premier cercle familial/amical - ne se sont pas manifestées une seule fois pendant tous ces longues mois. Derrière leur auto-excuse « ce n'est pas le moment de déranger », il se cache, je pense, certainement surtout « mon Dieu, ça me fait flipper que Catherine ait un cancer » et « je perds mes mots et mes moyens face à cette maladie ».

Depuis, à certains moments, où je me retrouve à discuter de ce sujet avec eux, des colères énormes surgissent en moi. Je ne laisse pas vraiment sortir cette colère. Je réalise qu'en fait il s'agit de blocages et qu'ils n'ont simplement pas pu faire autrement. Pour eux aussi, ces discussions sont très difficiles, et parfois nous nous retrouvons bouleversés par une émotion finalement partagée.

Mais, je dois admettre que je n'ai toujours pas réussi à réellement pardonner leur absence à certains amis/membres de ma famille.

Il est vrai que dans un premier temps, j'ai moi-même été surprise, puis déçue, par l'absence à nos côtés de quelques uns de nos proches mais cela m'a affecté différemment, car contrairement à Andreas, j'étais peu en contact avec notre entourage.

Tout comme il ne m'a pas parlé des changements survenus sur notre lieu de travail pendant cette période là, il ne m'a jamais confié à ce moment là combien le manque de soutien de certains proches lui pesait.

En fait, par souci de me protéger, il a décidé de tout porter seul, était-ce bien raisonnable ? Nul doute que tout ce non-dit a contribué à son épuisement quand le plus dur fut passé. Mais avait-il vraiment le choix ?

S̲ous surveillance
Septembre 2004– septembre 2009

Le rythme des examens de contrôle fait que, pendant les cinq années suivantes nous sommes régulièrement replongés dans l'univers du cancer. Contrôles tous les 3 mois, six mois, et puis 1 an. Les cycles se sont allongés et le nombre d'examens a diminué progressivement. Cependant, même avec un rythme de six mois il y a une présence quasi-permanente de ces examens : penser à prendre rendez-vous avec l'oncologue quelques mois à l'avance, prendre ce rendez-vous, organiser les examens de contrôle, attendre ou récupérer les résultats, aller au rendez-vous,…

Chaque contrôle est accompagné de moments d'inquiétude : et si… Nous allons au laboratoire récupérer les résultats des analyses et dès la porte de sortie, nous lisons les documents en quête de la moindre anomalie. Ouf, tout a l'air bien, quel soulagement à chaque fois !

Même si nous abordons ces moments avec beaucoup plus de sérénité aujourd'hui – ce n'est toujours pas facile. Catherine reste irritable pendant les semaines d'examens et moi probablement aussi.

Quand la radiothérapie s'est arrêtée en août 2004, je me suis retrouvée sans traitement. Je me souviens de la peur et du sentiment d'abandon que j'ai éprouvés. Depuis des mois, j'étais étroitement surveillée, et tout à coup, c'était angoissant de me retrouver sans traitement. Cela laissait toute la place à la question de fond : « Comment être sûre que je ne suis plus malade puisqu'avant d'apprendre que j'avais un cancer, je ne me rendais compte de rien ? »

Cette interrogation, je l'ai souvent retrouvée chez les personnes atteintes du cancer, une fois les traitements intensifs terminés.

Question paradoxale mais, dans les mois qui ont suivi, j'ai petit à petit intégré que je n'étais plus malade du cancer, même s'il m'a fallu plus d'un an et demi pour retrouver un état général qui se rapprochait de l'ancienne normalité.

Quand au mois de novembre 2004, on m'a ôté mon cathéter, j'ai éprouvé un grand soulagement. Cette dernière anesthésie symbolisait la fin du traitement !

On aurait pu me retirer plus tôt cette chambre implantée, mais j'avais ressenti le besoin d'un temps de pause, car j'étais devenue allergique à l'idée de tout nouvel acte chirurgical. Bien sûr, je ne sortais pas indemne du traitement, mais je retrouvais mon corps. Un cap capital…

ET APRES…

Et maintenant, que ces cinq années d'expériences touchant à tous les domaines de la vie sont passées, que laissons-nous derrière nous, qu'emmenons-nous dans notre futur ?

STOP A LA FIN !

Le 25 juin 2009, cinq ans après la fin de la chimio et le début de la radiothérapie, je suis allée faire une mammographie et échographie de contrôle pour conclure ces années d'observation rapprochée. Comme à chaque fois, j'ai retrouvé mes craintes de l'avant examen. Il faut dire que l'exercice est spécial : décontracter les épaules et le dos, se laisser aller contre la machine, bloquer sa respiration tout en ayant les seins comprimés au maximum entre deux plaques de verre, c'est simple, non ?

Le sein opéré et irradié garde une sensibilité douloureuse qui augmente avec le temps. Mon sein a sa propre mémoire : palpations, opération, drainage, massages, tatouages, rayons, brûlures… tout cela sur quelques centimètres carrés ! Un périmètre sous haute surveillance mais stop à la fin !

C'est mon sein, il a beau être « un organe externe », pour moi, il n'est pas extérieur à moi, la douleur n'est pas extérieure à moi, il fait partie de mon corps, c'est mon intimité qu'on manipule, examine, contrôle ; mais le paradoxe, c'est que tout cela est fait pour mon plus grand bien et en fin de compte me rassure.

F<small>IN DE TRAITEMENT</small>

En septembre 2009 a lieu le dernier rendez-vous de « surveillance rapprochée » avec l'oncologue. La période d'observation critique passée, il a laissé s'exprimer sa satisfaction de me voir en si bonne forme. Pendant les traitements, la priorité absolue qu'il accordait à l'application du protocole m'a souvent choquée. Je sais que pour de nombreux malades du cancer, il est difficile d'accepter que le protocole passe avant tout, quels que soient les maux qui les affectent. Mais comment imaginer que l'oncologue ne remplisse pas son rôle de garant du traitement et de son application ? Avec le recul, je me dis que c'est une tâche bien difficile que d'être celui par qui le traitement du cancer est appliqué !

DATES ANNIVERSAIRES

En décembre 2004, à l'occasion de la date anniversaire du premier diagnostic, puis en janvier 2005, tout juste un an après l'opération, j'ai pris conscience du phénomène des dates anniversaires. Au moment où l'année me ramène à ces moments-charnières, je traverse encore des états de mal-être dont l'origine m'échappe jusqu'à ce que je fasse le lien avec les moments correspondants de 2003 et 2004. Avec cette prise de conscience, un certain poids me quitte.

Pour en avoir parlé avec d'autres malades, je sais que ce type d'expériences cycliques ne m'est pas propre. Néanmoins, cela m'étonne toujours de voir comment la mémoire de certains événements traumatisants peut refaire surface dans notre vie à date fixe.

Du « pourquoi »

Je me suis bien évidemment interrogée sur l'origine de mon cancer.

Je n'ai pas trouvé La réponse à cette question. Dans beaucoup de cas, le cancer semble dépendre de trop nombreux facteurs pour qu'un seul d'entre eux puisse en être tenu responsable. Il n'existe pas de relation de cause à effet systématique et heureusement d'ailleurs, car le déterminisme que cela sous-entendrait serait insupportable.

Ce que je trouve inquiétant, c'est qu'au fil des études menées, les liens entre le degré d'industrialisation et les occurrences du cancer semblent se confirmer. A mon avis, trop peu est fait pour que cette situation évolue.

DES EFFETS ET DES CAUSES

Que reste-t-il donc de cette maladie ? Une Catherine et un Andreas qui ne sont plus tout à fait les mêmes. Une amie nous a demandé, il y a peu, quels sont les changements que nous attribuons à la traversée de cette maladie – question peu facile. Les premiers mots qui me sont venus étaient : la prise de recul qui permet de mettre les choses à leur « juste place », un goût aiguisé de la vie, l'envie d'aller au bout des choses et une intolérance certaine à la bêtise humaine et au futile… A toi Catherine…

Quand à 46 ans, j'ai appris que j'avais un cancer, j'ai réalisé de plein fouet à quel point j'étais mortelle car je portais la mort en mon sein.

Ensuite, tout en traversant des moments de doute intense et d'angoisse sur l'issue du traitement, je me suis efforcée avec l'aide d'Andreas de mettre toutes les chances de mon côté, du côté de la vie.

Comment cela a-t-il été possible ? Tout d'abord, j'ai eu la chance que mon cancer soit diagnostiqué à un stade précoce et petit à petit, j'ai réalisé qu'il était important pour moi de sortir de la position de celle qui subit le traitement. Dans mon cas, être active dans le sens de ma guérison, consista d'abord d'accepter les changements de vie que m'imposait le cancer et puis face aux traitements et à leurs divers effets secondaires, à me consacrer à moi-même pour me faire du bien, à prendre soin de moi-même.

Je l'ai fait de toutes les manières qui m'ont paru justes, seule, avec Andreas et aussi avec l'aide des thérapeutes qui me poussaient à aller du côté de la vie...

Pendant que mon sein cicatrisait, que les traitements avançaient et aussi grâce à l'aide que j'allais chercher, je me suis reconstruite intérieurement. J'ai été poussée à grandir en quelque sorte et je préfère la femme que je suis devenue à celle d'avant le cancer, ne serait-ce que parce que j'ai appris à mieux me connaître et à respecter mes besoins.

Rien n'aurait pu se passer ainsi si Andreas, avec un sens de l'accompagnement et de l'abnégation sans limite n'avait mis en œuvre toute son énergie, souvent à ses dépens, pour libérer mon quotidien de ses multiples contraintes. Il m'a laissée le champ libre afin que j'y développe mes nouvelles forces.

Pendant toute cette période, j'étais porté par le courage et la sérénité avec lesquels Catherine a affronté toutes ces épreuves. Mon rôle était d'être à ses côtés pour qu'elle puisse s'occuper entièrement d'elle-même. Nous avons vécu des choses très dures mais très intenses dans cette confrontation avec la Vie.

Je pense qu'il a été très important d'accepter la maladie comme une épreuve à traverser sur notre chemin de vie et non pas comme une fatalité inutile qui nous serait tombée dessus pour nous écraser. Relativement tôt, nous avons eu l'impression que cette histoire allait nous faire grandir.

LAST, BUT NOT LEAST

Traverser le cancer n'a finalement pas été un simple accident de parcours pour moi.

Au début, j'ai vécu l'arrivée du cancer dans ma vie comme une catastrophe et puis, j'ai saisi que je pouvais transformer cette force ennemie en un agent m'aidant à avancer. Un vaste chantier allant au-delà de la maladie et de ma convalescence.

Traverser le cancer m'a obligée à chercher de nouvelles façons d'être, à puiser dans de nouvelles ressources en moi et pour cela, je dis merci à la vie !

Traverser le cancer de Catherine m'a beaucoup appris sur la vie, moi-même, les autres et pour cela, je dis merci à la vie !

Evidemment, cette conscience plus aiguisée de l'essentiel nous donne un regard différent. Elle nous fait relativiser la gravité des choses, nous aide à être plus sereins vis-à-vis des situations de crise (enfin, pas toujours). Je nous trouve également plus exigeants par rapport aux valeurs que nous-mêmes et les autres portons dans nos différentes sphères d'activité.

Aujourd'hui, mes forces revenues, je me sens chanceuse et très curieuse de découvrir ce que nous réserve l'aventure de notre vie à deux…

Oui, une sérénité certaine s'est bel et bien installée et je sens qu'à la fin de cette période, de nouvelles portes s'ouvrent à nous et des projets émergent… Comme ce livre, dont le projet est né il y a bientôt trois ans.

Ai-je trouvé des réponses aux questions essentielles qui se sont posées à moi ? Oui certainement, pour ce qui est de la solidité et de la qualité de notre relation de couple.

Et non, également, car je ne peux prétendre avoir tout saisi du sens de cette maladie dans mon histoire. En tout cas, les frustrations, colères, peurs et doutes que j'ai connus pendant le traitement à l'idée que le cancer puisse m'être fatal m'ont bien démontré mon appétit de vie ! Mais sur le moment, ce que je vivais, c'était ces crises. C'est dans le temps, ayant retrouvé mes forces, que j'ai pu apprécier ma chance d'avoir vaincu le cancer.

Etre là pour témoigner de cette traversée douloureuse mais riche d'enseignements m'importe d'autant plus que la banalisation des discours sur le cancer que nous observons aujourd'hui ne me paraît pas juste. Traiter le cancer comme une maladie parmi d'autres comporte à mes yeux le risque d'isoler encore plus les malades et leurs proches. Traverser le cancer est une expérience singulière, tout sauf banale ! Décidément, le cancer n'est pas une mauvaise grippe…

TABLE

PREAMBULE .... - 11 -

D'ANNONCE EN ANNONCE .... - 15 -

    Première annonce .... - 15 -

    Deuxième annonce .... - 17 -

    Troisième annonce .... - 20 -

    L'annoncer .... - 27 -

    Quelques semaines sans traitement. - 31 -

    Quatrième annonce .... - 34 -

    Cinquième annonce .... - 36 -

EXPERIENCE(S) CHIMIO .... - 47 -

    Début du traitement .... - 49 -

    J1 .... - 50 -

    Dormir ensemble .... - 56 -

    A la recherche de la normalité .... - 57 -

    Chimio – séance 2 .... - 60 -

    Changements corporels .... - 64 -

Nourrir	- 70 -
Des forces	- 73 -
Unité de lieu, un seul personnage, autre temps	- 76 -
Transformation de notre lieu de vie.	- 78 -
Baisse de l'immunité	- 81 -
Du reconfort dans le jardin	- 82 -
De la beauté du quotidien	- 84 -
Des sous	- 87 -
EXPERIENCE(S) RADIO	- 89 -
Trêve	- 90 -
Un autre quotidien	- 92 -
Bout du tunnel	- 95 -
AU FIL DES TRAITEMENTS	- 101 -
Femme blessée	- 101 -
Du Désir	- 102 -
Du Mystère	- 104 -

Accompagner .... - 106 -

  Partager .... - 109 -

  De l'Aide .... - 111 -

  Tisser des forces .... - 113 -

  Maladie ou traitement ? .... - 115 -

Reconquete d'une normalite .... - 119 -

  Retrouver une forme .... - 119 -

  Nos premières vacances .... - 121 -

  Etre entendue .... - 124 -

  Questionner .... - 128 -

  Restaurer l'image de l'autre .... - 129 -

  Reprise du travail .... - 130 -

  Arreter d'accompagner .... - 138 -

  Pardonner .... - 139 -

  Sous surveillance .... - 141 -

Et apres… .... - 147 -

  Stop à la fin ! .... - 147 -

Fin de traitement	- 149 -
Dates anniversaires	- 150 -
Du « pourquoi »	- 151 -
Des effets et des causes	- 152 -
Last, but not least	- 155 -
TABLE	- 161 -
REMERCIEMENTS	- 167 -

Remerciements

Merci à celles et ceux qui nous ont encouragés dès le début de ce projet d'écriture et qui ont contribué à donner à ce livre la forme qu'il a aujourd'hui : leurs réactions, conseils, questions, suggestions et lectures nous ont formidablement aidés.

Tous droits réservés

Photo de couverture : Andreas Topp, 2007

Dépôt légal : juin 2012

Édition :

BoD™ - Books on Demand,

12/14 rond-point des Champs Elysées, 75008 Paris, France.

Imprimé par BoD™ - Books on Demand GmbH, Norderstedt, Allemagne.